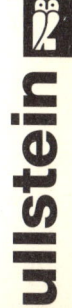

Das Buch

Eigentlich hätte Beethoven noch ein paar Jahre länger leben können, wäre er nicht bereits mit Mitte fünfzig an einer ärztlich verordneten Vergiftung gestorben – denn seine Ärzte hatten versucht, ihn ausgerechnet mit hochtoxischem Bleisalz von einer
Lungenentzündung zu kurieren. Ein tragischer Irrtum, und
längst nicht der einzige seiner Art. Unsere Geschichte ist gespickt
mit Krankheits- und Todesfällen, die durch das Halbwissen der
behandelnden Doktoren verursacht wurden. Van Gogh war keineswegs wahnsinnig, sondern wurde falsch behandelt. Nietzsches
angebliche geistige Umnachtung hatte ganz reale, freilich unent-
deckte Ursachen. Selbst John F. Kennedy hätte angesichts diverser
Leiden und den Therapieversuchen seiner Ärzte kein langes Leben zu erwarten gehabt.
Jörg Zittlaus »andere« Geschichte der Medizin ist zugleich ein
schillerndes Panorama internationaler Geistesgrößen und liest
sich mal wie Realsatire, mal wie ein Krimi.

Der Autor

Jörg Zittlau studierte Philosophie, Biologie und Sportmedizin.
Nach einigen Jahren in Lehre und Forschung gelangte er zu der
Erkenntnis, dass Wissenschaft mit Hilfe von Humor und span-
nenden Geschichten auch einem breiten Publikum vermittelt
werden kann. Zittlau schreibt als freier Journalist unter anderem
für *Die Welt*, *Natur + Kosmos* und *Psychologie heute* und lebt mit
seiner Familie in Bremen.

Von Jörg Zittlau sind in unserem Hause bisher erschienen:

Warum Affen für die Liebe zahlen
Warum Robben kein Blau sehen und Elche ins Altersheim gehen

Jörg Zittlau

Matt und elend lag er da

Berühmte Kranke
und ihre schlechten Ärzte

Ullstein

Besuchen Sie uns im Internet:
www.ullstein-taschenbuch.de

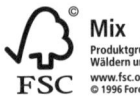

Mix
Produktgruppe aus vorbildlich bewirtschafteten
Wäldern und anderen kontrollierten Herkünften
www.fsc.org Zert.-Nr. GFA-COC-001278
© 1996 Forest Stewardship Council

Dieses Taschenbuch wurde auf FSC-zertifiziertem Papier gedruckt.
FSC (Forest Stewardship Council) ist eine nichtstaatliche, gemeinnützige
Organisation, die sich für eine ökologische und sozialverantwortliche
Nutzung der Wälder unserer Erde einsetzt.

Ungekürzte Ausgabe im Ullstein Taschenbuch
1. Auflage Januar 2011
© Ullstein Buchverlage GmbH, Berlin 2009/Ullstein Verlag
Umschlaggestaltung: HildenDesign, München
(unter Verwendung einer Vorlage von www.buero-jorge-schmidt.de)
Titelabbildung: Lucia Obi
Satz: hanseatenSatz-bremen, Bremen
Gesetzt aus der Minion PostScript
Papier: Pamo Super von Arctic Paper Mochenwangen GmbH
Druck und Bindearbeiten: CPI – Ebner & Spiegel, Ulm
Printed in Germany
ISBN 978-3-548-37367-6

INHALT

Kriegt jeder den Arzt, den er verdient?

Wie gut müssen Arzt und Patient zueinander passen? Klar, sie sollten über die Krankheit miteinander verbunden sein, denn es macht ja wenig Sinn, mit Hämorrhoiden zum Augenarzt zu gehen. Aber sonst? Sollten sie sich mögen oder zumindest ähnliche Weltanschauungen mitbringen? Sollten sie sich darüber einig sein, was sie unter Gesundheit verstehen und was als Therapie erlaubt sein darf? Was hätte es für einen Zweck, wenn ein Patient, der für seinen Schnupfen die schnelle Pille will, zu einem Homöopathen oder Ayurveda-Arzt geht?

Friedrich Nietzsche, der die Dinge gerne auf die Spitze trieb, sagte einmal: »Man muss für seinen Arzt geboren sein, sonst geht man an seinem Arzt zugrunde.« Dies würde bedeuten, dass bereits in der Wiege feststeht, welche Ärzte zu uns passen. Und es würde bedeuten, dass die, die nicht zu uns passen, uns den Untergang bringen. Das klingt ziemlich dramatisch, und Nietzsche übertreibt natürlich. Doch in einem muss man dem Philosophen wieder einmal recht geben: dass nämlich jeder von uns tief in sich den Wunsch hegt, der Arzt möge so gut zu uns passen, als seien wir für ihn geboren, oder noch besser: als sei er für uns geboren. Denn er ist es, der uns nackt sieht, zu dem wir gehen, wenn wir uns schwach und elend fühlen, von dem wir Heilung und Erlösung von unserem Leiden erwarten und mit dem wir über Dinge reden, die wir noch nicht mal mit unserem Lebensgefährten oder unserer Mutter besprechen. Früher wurden einige dieser Funktionen noch vom Pastor ausgefüllt, doch der spielt im zunehmend hedonistischen und säkularisierten Welttheater allenfalls noch eine Statistenrolle. Es gibt Patienten, die fünfzig Kilometer zu ihrem Arzt fahren, obwohl gleich um die Ecke eine Praxis ist, in der man sie ebenfalls versorgen könnte. Aber das Verhältnis des Menschen zu seinem Arzt ist eben zu intim, zu vertraulich und zu emotional, als dass man es ohne weiteres durch ein anderes ersetzen könnte. Es ist eben – etwas Besonderes.

Wenn schon für uns Durchschnittsmenschen das Verhältnis zum Arzt ein außergewöhnliches ist, so ist dies bei Berühmtheiten der Weltgeschichte noch um ein Vielfaches stärker ausgeprägt. So war es geradezu ein essentielles Merkmal künstlerischer und philosophischer Genies, dass sie unter besonders schweren Krankheiten litten und von diesen auf eigentümliche Weise geprägt wurden. Wie etwa Vincent van Gogh, der einem Freudenmädchen ein blutendes Stück seines Ohrs überreichte, oder Paul Klee, dessen Gesicht durch Sklerodermie in eine Maske verwandelt wurde. Und Ernest Hemingway versprach seinem Psychiater, dass er sich nicht in seiner Klinik umbringen würde; er hielt dieses Versprechen und tötete sich zu Hause.

Die großen Politiker suchten hingegen die Nähe zu Ärzten, um sich von ihnen für das erschöpfende Tagesgeschäft fit machen zu lassen. Churchill und Roosevelt etwa wären ohne medizinischen Beistand in Jalta, wo sie mit Stalin um die Aufteilung Europas feilschten, nicht mehr verhandlungsfähig gewesen, und John F. Kennedy gab nach außen hin den gesunden Strahlemann – doch das gelang ihm nur, weil man ihn mit Spritzen und Pillen am Laufen hielt.

Und selbst wenn einer einmal nicht mehr läuft – die Arbeit eines Arztes muss nicht beendet sein, wenn der Patient tot ist. Dann können nämlich seine Gutachten gefordert sein, und das umso mehr, je berühmter der Patient ist. Wie etwa bei Friedrich Nietzsche, dem Ärzte posthum eine Syphilis andichteten, oder bei Napoleon, Beethoven und Schiller, die sich auf eigenen Wunsch obduzieren ließen, um die Nachwelt in Kenntnis davon zu setzen, woran sie litten und starben.

Das Leben und Sterben vieler Berühmtheiten war also oft zwangsläufig von einem intensiven Kontakt mit Ärzten geprägt. Doch was waren das für Ärzte? Waren sie auch etwas Besonderes, so wie die Patienten, die sie behandelten? Vor allem aber: Waren es besonders gute Ärzte, die über außergewöhnliche Fähigkeiten verfügten? Auf den ersten Blick könnte man dies vermuten, denn Herrscher, prominente Politiker, aber auch Rock- und Literaturstars konnten sich seit jeher die teuersten unter den Nachfahren des Hippokrates leisten. Und selbst arme Schlucker wie Vincent van Gogh weckten zumindest so viel öffentliches Interesse, dass sich hin und wieder eine medizinische Koryphäe zu ihnen verirrte. Doch waren diese teuren Ärzte auch gleichzeitig die besten?

Eine abschließende Antwort auf diese Frage kann dieses Buch nicht liefern. Aber die zwanzig Beispiele, die wir – ohne lange suchen zu müssen – zusammengetragen haben, stimmen eher nachdenklich. Beim Gang durch die Weltgeschichte fällt nämlich auf, dass viele ihrer prominenten Figuren medizinisch mehr schlecht als recht betreut wurden. Die historischen Superstars bekamen von ihren Ärzten nicht nur falsche Diagnosen oder Behandlungen, sondern wurden zum Teil auch wissentlich belogen und betrogen, erniedrigt oder gar posthum diffamiert.

Die ärztlichen Fehler könnte man nachsehen. Nicht nur, weil sie jedem passieren können – der Fortschritt bringt es schlichtweg mit sich, dass vieles von dem, was damals richtig erschien, später als fehlerhaft entlarvt wurde. Sigmund Freud etwa experimentierte fleißig mit Kokain; er setzte seine Patienten und selbst Freunde und seine Verlobte auf Koks, »um sie stark und kräftig zu machen«. Heute würde man ihn dafür ins Gefängnis stecken, damals war es ein Experiment, bei dem nicht nur der Vater der Psychoanalyse an einen guten Ausgang glaubte. Moralisch fragwürdiger ist es da schon, wenn ein Arzt für eine falsche Therapie plädiert, nur um seinen Ruf zu wahren und die Kollegen zu brüskieren. So geschehen beim todkranken Papst Pius XII., den einer seiner Ärzte unbedingt noch operieren wollte. Der schneidewütige Mediziner konnte sich jedoch nicht durchsetzen und gab dann eine Pressekonferenz, auf der er seine Kollegen beschimpfte und das baldige Ende des Kirchenoberhauptes vorhersagte. Pius lebte allerdings noch ziemlich lange und wurde zweiundachtzig Jahre alt. Ganz und gar kriminell wird es schließlich, wenn Ärzte ihren berühmten Patienten bewusst anlügen und ihm Diagnosen verschweigen, weil er als Todkranker nicht ins öffentliche Bild passt. Evita Perón erfuhr niemals wirklich, woran sie litt – und wurde am Ende sogar ohne ihr Wissen am Unterleib operiert, um sie der Politik zu erhalten.

In diesem Buch wurden die einzelnen Fälle der ärztlichen Fehlleistungen in vier Kapitel aufgeteilt, die die wesentlichen Merkmale der betreffenden Ärzte benennen. Es gibt *Stümper und Ignoranten, Streithammel und Ideologen, Abzocker und Karrieremacher, Fitspritzer und Menschenfreunde.* Mit etwas Fantasie würde man sicherlich auch noch andere Kategorien finden, wie etwa *Unfehlbare, Pfuscher* und *Aufschneider* (Letztere im zweifachen Sinn des Wortes). Weiterhin muss angemerkt werden, dass man einige Ärzte nicht nur in einem, sondern auch in mehreren Kapiteln hätte unterbringen können. Ein Kandidat für alle Kapitel wäre beispielsweise Dr. Theo Morell, der Arzt von Adolf Hitler. Er hatte wenig Ahnung von Medizin, sperrte sich dem Disput mit seinen Kollegen, wollte mit seinem Führer ganz schnell ganz nach oben kommen und verwandelte dafür seinen Patienten in ein Drogenlabor auf zwei Beinen. Ein echtes Universalgenie also, der alle Kriterien für einen schlechten Arzt erfüllt.

Bleibt zum Schluss noch der Hinweis, dass man in der Weltgeschichte und ihrer Prominenz auch auf gute Ärzte stößt – solche, die es nicht nur gut gemeint, sondern es auch medizinisch gut gemacht haben. Sie fallen in der Regel weniger auf, weil ihre Patienten einfach nur unspektakulär genesen oder gesund geblieben sind. Oder aber, weil ihre herausragende Tat darin bestand, dass sie ihre richtig schlechten Kollegen nicht zum Zug kommen ließen. Schließlich wusste schon der Dichter und Pädagoge Jean Paul vor zwei Jahrhunderten zu berichten: »Ein guter Arzt rettet, wenn nicht immer vor der Krankheit, so doch vor einem schlechten Arzte.«

KAPITEL 1

Stümper und Ignoranten

Der französische Komödiendichter Molière sagte einmal: »Die Ignoranten sind die Lieblinge der Großen.« Für das Verhältnis der Persönlichkeiten der Weltgeschichte zu ihren Medizinern trifft das in besonderem Maße zu. Es fällt auf, dass sie oft von Ärzten mit zweifelhafter Reputation oder aber von überheblichen, letztendlich unfähigen Ignoranten umgeben waren. Was auf den ersten Blick merkwürdig erscheint. Denn warum besorgt sich jemand mit außergewöhnlichen Fähigkeiten nicht auch Ärzte mit außergewöhnlichen Fähigkeiten?

Die Antwort darauf hat viele Facetten. Zunächst einmal ist es so, dass sich die Größen der Weltgeschichte auf unterschiedlichen Feldern tummeln, die finanziell unterschiedlich rentabel und für Ärzte deshalb unterschiedlich attraktiv sind. Für Mozart und seine Familie etwa war es viele Jahre unmöglich, an einen guten Arzt zu kommen, weil einfach das Geld dazu fehlte. Aus demselben Grund mussten Karl Marx und seine Frau Jenny zusehen, wie vier ihrer sieben Kinder verstarben. Wir haben den Philosophen allerdings in diesem Buch nicht verewigt, weil er oft so pleite war, dass er sich selbst die schlechten Ärzte nicht leisten konnte.

Die Liste der armen Schlucker in Kunst, Musik und Literatur ist lang, und man kann sich leicht vorstellen, dass die medizinische Versorgung dieser Leute entsprechend armselig war.

Ähnliches gilt auch für Napoleon. Als amtierender General konnte er sich noch gute Ärzte leisten, doch als Gefangener auf St. Helena nicht mehr. Er musste mit jenen Doktoren zurechtkommen, die man ihm zuteilte. Und das waren nicht unbedingt die besten – denn welcher ambitionierte Mediziner ging schon freiwillig auf eine Insel, die weitab von der Zivilisation irgendwo zwischen Afrika und Südamerika lag? Napoleon geriet in die Hände englischer Militärärzte, die nicht nur in fachlicher Hinsicht Stümper waren, sondern ihren französischen Patienten überdies nicht ausstehen konnten. Zumindest taten sie so, als ob sie ihn nicht ausstehen könnten, weil sie dem englischen Inselkommandanten gefallen wollten, der seinerseits Napoleon nicht ausstehen konnte. Eine solche Konstellation wirkte sich logischerweise nicht gerade günstig auf Napoleons Therapie aus. Zwar gelang es seinen Begleitern, noch einen korsischen Arzt aufzutreiben – doch der war Pathologe und konnte seinem berühmten Landsmann erst »helfen«, als dieser bereits tot war.

Demgegenüber ist das Arzt-Patienten-Verhältnis bei Friedrich Schiller einfach, oder besser gesagt: erschreckend einfach. Denn der Dichter war ausgebildeter Arzt, konnte sich also selbst behandeln, was er auch immer wieder tat. Und das hätte er lieber bleibenlassen. Denn Schiller praktizierte das, was viele Ärzte bis heute gerne tun, wenn sie selbst krank werden: Sie verfahren nach dem Motto »Besser zu viel, als zu wenig«. Und so behandelte der Autor des *Wallenstein* seine Malaria mit einer Chinin-Dosis, die für eine ganze Kompanie gereicht hätte.

Der letzte deutsche Kaiser Wilhelm II. indes hatte eigentlich die anerkanntesten Ärzte seiner Zeit um sich, doch die waren mit seinen Gesundheitsproblemen rettungslos überfordert. Erst übersahen sie bei der Geburt des preußischen Thronfolgers eine schwere Komplikation, und als aus der Komplikation eine Missbildung geworden war, dokterten sie mit zum Teil brutalen Methoden an dem Kind herum, anstatt sich um die angeschlagene Psyche des Hohenzollern-Sprosses zu kümmern. Aber Sigmund Freuds Psychoanalyse war noch nicht geboren, und im strammen Preußen dachte ohnehin niemand ernsthaft über die Seele oder andere Weicheier-Themen nach. Und so entwickelte sich der missgebildete Wilhelm zum Zwangsneurotiker, der später als König und Kaiser sein angeschlagenes Selbstwertgefühl mit militaristischen Großmachtfantasien und rhetorischem Getöse kompensierte. Ein bedauerliches Versäumnis, das in den Ersten Weltkrieg mündete – ein aussagekräftiges Beispiel dafür, wie auch überforderte Ärzte Geschichte machen können.

Manchmal hat man aber auch einfach nur Pech,

wenn man an einen unfähigen Arzt gerät. So erging es beispielsweise Sigmund Freud. Der leidenschaftliche Zigarrenraucher musste sich mehr als zwei Dutzend Kieferoperationen unterziehen, von denen viele vermeidbar gewesen wären, wenn man gleich die erste fachgerecht durchgeführt hätte. Man kann dem verantwortlichen Arzt, einem gewissen Professor Markus Hajek, keine persönliche Missgunst unterstellen; vermutlich war er einfach nur ein Stümper, dem das Schicksal seiner Patienten egal war. Die Gleichgültigkeit dieses Arztes sollte später übrigens auch Franz Kafka zu spüren bekommen.

Der graue Mann war's nicht:
Woran starb Wolfgang Amadeus Mozart?

Der Abend des 15. Juli 1791 in Wien war eigentlich so gar nicht geschaffen für eine Gruselvorstellung. Denn nach einem überwiegend sonnigen und heißen Tag erwartete man hier freudig die fällige Abkühlung. Die Stimmung war gut, es wurde viel geredet, »geschmäht« und gelacht, denn Österreich und seine Hauptstadt erstrahlten in einer Pracht, auf die man im übrigen Europa nur neidisch sein konnte. Doch vor dem Haus Nr. 970 in der Rauensteingasse begann ein geheimnisvolles Szenario. Eine Kutsche hielt, und ein Mann stieg aus, tief verhüllt in grauem Mantel und grauer Kapuze, so dass man sein Gesicht nicht erkennen konnte. Er ging in das Haus, hinauf zur ersten Etage, wo Wolfgang Amadeus Mozart wohnte.

Der Mann in Grau teilte dem Komponisten mit, dass ein angesehener Herr bei ihm eine Totenmesse bestellen wolle. Den Namen des Mannes dürfe er nicht sagen, »doch ihm ist eine Person gestorben, die ihm sehr teuer ist und ewig sein wird. Er wünscht, alljährlich ihren Todestag still, aber würdig zu feiern, und bittet Sie, ihm dazu das Requiem zu komponieren«.

Mozart war irritiert. Nicht nur über die Botschaft des Mannes, sondern auch über seine ganze Erscheinung, über die Feierlichkeit, die in seinen Worten lag. Er nahm den Auftrag an, doch die Begegnung bestärkte ihn in seiner Furcht, dass man ihm nach dem Leben trachtete und sein Ende bevorstand. Nicht einmal fünf Monate später war der Komponist tatsächlich tot – und seitdem ranken sich zahlreiche Legenden um seinen Tod und die Rolle, die der graue Bote dabei gespielt hat.

Heute wissen wir, dass der Bote nicht kam, um dem Komponisten sein eigenes Ende anzukündigen. Es handelte sich bei dem Besucher auch nicht um Mozarts Konkurrenten Antonio Salieri oder einen von dessen Angestellten, wie es im Film *Amadeus* von Miloš Forman impliziert wird. Es war vielmehr ein Mann, der im Auftrag von Franz Graf von Walsegg-Stuppach ein Requiem bestellte, zum Andenken an dessen verstorbene Frau. Das Trauerwerk wurde später auch tatsächlich aufgeführt.

Der Mann in Grau jedenfalls trachtete Mozart nicht nach dem Leben, und vermutlich gab es auch sonst niemanden, der das tat. Mozart hätte vielmehr selbst sein Leben verlängern können – wenn er mehr auf seine Gesundheit und auf die Auswahl seiner Ärzte und Arzneimittel geachtet hätte.

Schon als Kleinkind hatte Wolfgang diverse Berührungspunkte mit den üblichen Diagnose- und Therapiegewohnheiten seiner Zeit. Er und seine Schwester Nannerl wurden von ihrem Vater Georg Leopold Mozart als musikalische Wunderkinder präsentiert, wodurch er den beiden nicht nur die üblichen Erfahrungen einer unbeschwerten Kindheit verwehrte, sondern auch gewaltige Reisestrapazen auferlegte. Die Tourneen führten die Familie Mozart meistens mit der Pferdekutsche durch ganz Europa, was den ohnehin nicht gerade robusten Wolfgang massiv überforderte. Schon im Herbst 1762 – er war gerade sechs Jahre alt – wurde er auf einer Reise nach Wien ernsthaft krank. Sein Vater notierte: »Er klagte über Schmerzen … Als er im Bette war, untersuchte ich die Orte, wo er die Schmerzen zu fühlen vorgab; ich fand etliche Flecken in der Größe eines Kreuzers, die sehr rot und etwas erhaben waren … Er hatte Hitzen, und wir gaben ihm Schwarzpulver und Margrafenpulver.«

Diese beiden Mittel gehörten zu den Standardmedikamenten von Vater Leopold, der die medizinische Versorgung seiner Familie gerne persönlich in die Hand nahm. Die Anleitungen dafür hatte er jedoch von renommierten Ärzten und Apothekern bekommen.

Das Schwarzpulver »Pulvis epilepticus niger« wurde damals, wie schon sein lateinischer Name vermuten lässt, zur Behandlung von Epilepsie eingesetzt. Es hatte aber auch, ähnlich wie heute das Aspirin, einen Ruf als Mittel gegen Erkältungen sowie Übelkeit und Schmerzen aller Art. Es bestand aus unterschiedlichsten Bestandteilen wie Lindenholzkohle, Austernschalen, Elfenbein, Hirschhorn und Bernstein. 1774 wurde es aus den Arzneibüchern gestrichen, weil man es für wirkungslos hielt. Leopold und später auch Wolfgang Amadeus Mozart ließen es sich trotzdem noch von den Apotheken zubereiten. Auch das Margrafenpulver war unter Ärzten und Apothekern außerordentlich beliebt, seine Indikationen ähnelten denen des schwarzen Pendants. Es wurde aus neun bis zehn einzelnen Bestandteilen zusammengemischt, darunter Pfingstrosenwurzeln, die bei abnehmendem Mond ausgegraben wurden, sowie Elfenbein, Eichenmisteln, Korallen und Elendsklaue (ein Farngewächs). Das eigentlich Besondere am Margrafenpulver aber war seine Darreichung: Es wurde in ein Stückchen Blattgold eingefaltet und dann wie eine vergoldete Pille heruntergeschluckt. Man glaubte, dadurch die Wirkung der

Kräuter verstärken zu können. Als gesichert gilt allerdings nur, dass Blattgold beim Einnehmen zumindest keinen Schaden anrichtet – und dass sich durch seine Verwendung das Medikament gewaltig verteuert.

Bei dem jungen Mozart verfehlten beide Pulverzubereitungen die ihnen zugedachte Wirkung, dem Kind ging es weiterhin schlecht. Man holte einen Arzt der gastgebenden Gräfin von Zinzendorf, und der diagnostizierte einen Scharlachausschlag. Womit er laut Einschätzung heutiger Medizinhistoriker weit danebenlag. Denn der junge Musiker litt vermutlich an einer Knotenrose, einer Entzündung des Unterhautfettgewebes. Sie wird meistens durch Allergien in Verbindung mit Infektionen ausgelöst. Davon wusste der Arzt jedoch noch nichts. Er verordnete noch einmal Margrafenpulver, obwohl das bisher nichts gebracht hatte. Zusätzlich verabreichte er diverse andere Mittel, darunter auch einen Saft aus zerstoßenen Mohnköpfen, in denen sich bekanntlich reichlich Opiate befinden. Man kann davon ausgehen, dass der kleine Wolfgang seinen ersten Rausch erlebte.

Es dauerte lange, bis er sich erholte, aber irgendwie schaffte es der Junge, wieder auf die Beine zu kommen. Sein Vater beklagte, »dass uns die Erkrankung des Buben um respective vier Wochen zurückgeschlagen hat«. Außerdem hätten die Ärzte enormes Geld gekostet, das man nun wieder einspielen müsse. Die Ochsentour ging also weiter. Als die Mozarts im Januar 1763

wieder nach Salzburg zurückkehrten, litt Wolfgang vermutlich als Folge seiner schlecht ausgeheilten Knotenrose an rheumatischem Fieber. Es blieb fortan sein le-
benslang treuer Begleiter und wurde später auch als
eine seiner Todesursachen diskutiert.

Obwohl durch die Krankheit geschwächt, wurden
die beiden Wunderkinder bald wieder herumgereicht.
Es ging weiter durch die großen Städte Europas. Im Februar 1764 machte Wolfgang eine so schwere Angina
durch, dass der Vater über den Zustand des Sohnes
sagte: »Es hängt von der göttlichen Gnade ab, ob er
dies Wunder der Natur auch darinnen erhalten oder
zu sich nehmen will.« Im Juli 1765 erkrankten beide
Kinder an Typhus, in dessen Verlauf die Schwester »bis
auf Haut und Knochen« abmagerte. Etwa ein Jahr später musste Wolfgang noch einen neuen Schub seines
Gelenkrheumas über sich ergehen lassen. Doch der Vater scheuchte die beiden Kinder weiter. Im September
1767 ging es wieder nach Wien, wo gerade die Pocken
tobten. Prompt erkrankten auch die beiden Kinder an
dieser lebensbedrohlichen Infektion. Als Therapie gab
es: Schwarz- und Margrafenpulver. Wolfgang begann
daraufhin tagelang zu fantasieren – doch er und seine
Schwester überlebten selbst diese Tortur.

Anfang 1769 erkannte Vater Leopold, dass es keinen
Zweck mehr hatte, mit beiden Kindern auf Tournee
zu gehen. Nannerl war mittlerweile achtzehn Jahre
alt und ließ sich nicht mehr als Wunderkind verkau-

fen. Selbst der inzwischen dreizehnjährige Wolfgang kam nur noch für solche Länder in Frage, die ihn bisher nicht gesehen hatten. Also machten sich Vater und Sohn allein auf den Weg nach Italien. Es sollte die triumphalste aller bisherigen Konzertreisen werden, weswegen zwei Jahre später gleich eine zweite Italientournee folgte. Dabei fing sich Wolfgang erneut eine schwere Erkrankung ein, die zumindest seinem Äußeren offenbar stark zusetzte. So schrieb Nannerl in einem Brief, dass ihr Bruder einmal »ein recht hübsches Kind« gewesen sei, doch nach dem letzten Italienaufenthalt hätte sich zu den Pockennarben aus der Wiener Zeit noch eine »welsche gelbe Farbe« gesellt, die ihn endgültig verunstalte. Das klingt nach einer Leberentzündung, doch sicher ist das nicht. Leopold und Wolfgang schwiegen sich über die Krankheit aus.

Im September 1777 wollten Vater und Sohn wieder auf Tour, doch Leopolds Arbeitgeber in Salzburg, der Erzbischof Hieronymus Graf von Colloredo, ließ das nicht zu. Wolfgang musste mit seiner Mutter auf Reisen gehen, was für ihn allerdings wie ein Befreiungsschlag war. Denn Anna Maria Mozart war kurzatmig und stark übergewichtig, außerdem war sie durch die Geburt von sieben Kindern, von denen nur zwei das Erwachsenenalter erreichten, psychisch und körperlich erschöpft. Sie konnte ihrem zu Schlendrian und Verschwendung neigenden Sohn keine Fesseln mehr anlegen. Die Reise endete daher schon in Mannheim, wo sich Wolfgang in eine Sängerin verliebte und darüber sämtliche musikalischen Ambitionen vergaß. Trotzdem konnte er nicht ungehemmt die Puppen tanzen lassen. Denn erstens fehlte ihm dazu das Geld und zweitens wurde er abermals krank: Er bekam Husten, Schnupfen, Kopfweh und Angina – gegen die er sich, wie zu erwarten war, Schwarzpulver verschreiben ließ.

Nachdem er sich halbwegs erholt hatte, reisten Mutter und Sohn doch noch nach Paris. Es war Anna Marias letzte Etappe: Sie bekam Fieber, vermutlich Typhus, und starb. Wolfgang reiste zurück nach Mannheim, zu seiner großen Liebe. Doch die wollte nichts mehr von ihm wissen, und eine Anstellung fand er dort auch nicht. Also blieb dem frustrierten Genie nichts anderes übrig, als zu seinem Vater nach Salzburg zurückzukehren. Doch auch dort hielt es ihn nicht lange. Er ging nach Wien, wo er mehr Möglichkeiten zum Umsetzen seiner Ideen zu finden glaubte. Ein Trugschluss: Er blieb erst einmal arbeitslos. Aber wenigstens fand er eine neue Liebe. Denn seine Ex-Angebetete aus Mannheim war mit ihrer Familie für ein Engagement in die österreichische Metropole gekommen. Sie hatte eine Schwester namens Constanze, mit der Wolfgang sofort eine Familie gründen wollte. Die beiden heirateten gegen den Willen von Vater Leopold am 4. August 1782. Ab jetzt ging es auch beruflich mit dem Musiker bergauf. Alle in Wien wollten ihn hören, und alle wollten seine Kompositionen. Der Rubel rollte, und Wolfgang und seine Frau konnten es sich leisten, ein Quartier im teuersten und schönsten Viertel der Stadt zu bewohnen.

Doch der Geldsegen währte nur kurz. Schon sechs Jahre später stand Mozart vor dem wirtschaftlichen Ruin. Das hatte vor allem zwei Gründe: Das Wiener Publikum war unberechenbar in seiner Gunst, und Wolfgang und Constanze waren unberechenbar in ihrem Umgang mit Geld. Auch körperlich ging es mit dem Musiker bergab. Er glaubte, dass ihn jemand vergiftete hätte, äußerte aber keinen konkreten Verdacht. Seine Beschwerden waren eigentümlich diffus: Rückenschmerzen, Mattigkeit, Depressionen, Ohnmachtsanfälle, Schreckhaftigkeit und geistige Abwesenheiten. Ab Ende Oktober 1791 musste er immer öfter das Bett hüten. Ein Arzt verordnete ihm vollständige Ruhe und untersagte ihm das Arbeiten – was für einen Bankrotteur, der noch eine Familie zu versorgen hatte, sicher nicht verlockend klang.

Vom 20. November an konnte Mozart sein Bett nicht mehr verlassen. Hände und Füße wurden dick, schließlich dehnten sich die Schwellungen auf den ganzen Körper aus. Man versuchte sie mit Hilfe straffender Nachtjacken zurückzudrängen. Der Musiker wurde jetzt von zwei Ärzten behandelt: Thomas Franz Closset und Mathias von Sallaba. Letzterer war ein Experte für Vergiftungen, doch das sollte man nicht als konkreten Hinweis auf ein mögliches Mordkomplott gegen den Komponisten bewerten. Denn erstens wurde Sallaba nicht von Mozart, sondern von seinem Kollegen geholt, und zweitens sprach er in seiner Diagnose nicht von einer Vergiftung, sondern von einem »hitzigen Frieselfieber«. Mit diesem Begriff wurde damals so gut wie jedes Fieber bezeichnet, außerdem ist die Kombination von »hitzig« und »Fieber« eher ein Pleonasmus als ein medizinisch exakter Begriff – ein deutlicher Hinweis darauf, dass die Ärzte Mozarts Leiden nicht einordnen konnten. Mozarts Schwägerin Sophie, die sich intensiv um den Kranken kümmerte, bestätigte später, dass die beiden Mediziner sich in ihrer Behandlungsstrategie nicht einig waren.

Am Abend des 4. Dezember 1791 bekam der Patient hohes Fieber und unerträgliche Kopfschmerzen. Man rief nach Dr. Closset, doch der war im Theater und ließ mitteilen, erst nach der Vorstellung vorbeikommen zu wollen. Er kam dann auch – kurz vor ein Uhr in der Nacht. Der Doktor wies Mozarts Schwägerin an, Stirn und Schläfen des Kranken in Essig und kaltem Wasser zu baden. Sophie erwiderte, dass diese plötzliche Kälte dem extrem schwachen Patienten möglicherweise schaden könnte. Aber davon wollte Dr. Closset nichts wissen, schließlich war er ja der behandelnde Arzt. Also legte sie ihrem Schwager ein feuchtes Tuch auf den Kopf. Wir fragen uns natürlich heute, warum der Mediziner das nicht selbst getan hat, wenn er doch so überzeugt war von seiner

Therapie. In jedem Fall ging, so erzählt es Sophie, schon bei dem ersten Kontakt mit der Kälte ein Beben durch Mozarts Körper – und er starb. Der Komponist der *Zauberflöte* wurde nicht einmal sechsunddreißig Jahre alt.

Seitdem wird gerätselt und spekuliert, wie er zu Tode gekommen ist. Und bei diesen Versuchen wird offensichtlich, wie schwer es ist, Medizin als exakte Wissenschaft zu betreiben, vor allem dann, wenn der Patient schon lange tot ist. Mittlerweile existieren über achtzig Theorien, die Mozarts Tod erklären wollen. Hauptursache für diese Theorienflut sind Dr. Closset und Dr. Sallaba. Denn sie hinterließen keine Aufzeichnungen, was vor dem Hintergrund der Prominenz ihres Patienten schon ein beachtliches Versäumnis ist. Erst 1824 wurde ein ärztliches Gutachten zu Mozarts Tod in Auftrag gegeben. Sein Verfasser ist der Wiener Mediziner Dr. Eduard Vinzenz Guldner von Lobes. Er kommt zu dem Schluss, dass der Musiker nicht vergiftet wurde, sondern an rheumatisch-entzündlichem Fieber und »den gewohnten Symptomen einer Hirnhautentzündung« litt. »Diese Diagnosen entsprechen jedoch nicht dem, was wir heute darunter verstehen, und ihre Bedeutung ist unklar«, bemängelt der Internist und Mozartforscher Dr. Caspar Franzen von der Universitätsklinik Regensburg. Außerdem hat Guldner das Objekt seines Gutachtens niemals persönlich gesehen und seine Expertise vermutlich auf mündliche Überlieferungen von Mozarts Ärzten gegründet. Exakte Wissenschaft sieht anders aus.

Nichtsdestoweniger klingen Hirnhautentzündung und rheumatisches Fieber glaubhafter als die diversen Vergiftungstheorien, die in den letzten Jahren aufgestellt wurden und in denen neben Salieri, Franz von Walsegg-Stuppach und Mozarts Frau Constanze, die angeblich mit einem der Schüler Mozarts ein Verhältnis hatte, auch einige Gläubiger verdächtigt wurden. Selbst die Freimauer, denen Mozart seit 1784 angehörte und deren Rituale der Komponist in seiner *Zauberflöte* verraten habe, standen unter Verdacht. Für all diese Verschwörungstheorien existieren allenfalls Indizien und vage Verdachtsmomente. Und es fehlen ernsthafte Motive. Mozart war zwar in Wien nicht gerade beliebt, doch sein Ruhm währte nur kurz, danach fiel sein Stern rasant und unaufhaltsam. Am Ende war er zu unbedeutend und ungefährlich, als dass sich der Mord an ihm für irgendjemanden gelohnt hätte.

Wenn es schon eine Vergiftung gewesen sein soll, dann wohl weniger aus niederen Motiven als vielmehr aus der Absicht heraus, dem kranken Mozart zu helfen – also sozusagen aus Versehen. Denn der Komponist glaubte eine Zeitlang, dass ihn die Syphilis heimgesucht hätte. Wahrscheinlich war diese Angst unbegründet, doch die Krankheit war damals ein verbreitetes und vor allem heißdiskutiertes Problem. In jedem Fall zählte zu Mozarts Freundeskreis ein Mann namens Gottfried van Swieten, der wiederum einen Arzt als Vater hatte, der seine Syphilis-Patienten mit einem Quecksilber-Wein behandelte: »Liquor mercurii Swietenii« – ein durchaus wirksames, aber auch sehr riskantes Mittel gegen die berüchtigte Infektionskrankheit. Durchaus möglich, dass van Swieten das Medikament für Mozart besorgte, der es sich dann genauso vertrauensvoll einverleibte, wie er es zuvor mit seinem Schwarz- und Margrafenpulver gemacht hatte, und dabei kräftig überdosierte. Beweisen lässt sich dies jedoch auch nicht. Denn von Mozarts Leiche fehlt jede Spur. Nach seinem Tode bekam er ein Begräbnis dritter Klasse, und als seine Witwe siebzehn Jahre (!) später nach seinem Grab suchte, erfuhr sie, dass der Friedhof mittlerweile umgegraben worden war.

Friedrich Schiller: Wenn der Arzt zum Patienten wird

»Dreizehn Jahre alt, mit etwas verfrorten Füßen, sonst als gesund befunden.« So lautet der ärztliche Bericht, als 1773 über das weitere Schicksal des Ludwigsburger Schuljungen Friedrich Schiller entschieden wird. Damit stand fest: Er würde nicht Theologie studieren, wie er es selbst gewünscht hatte, sondern sollte in der Stuttgarter Pflanzschule einquartiert werden. Die Weisung kam von ganz oben, vom Württemberger Herzog Karl Eugen, der die geistige Elite seines Landes fördern wollte. Und die Pflanzschule war eine Militärakademie, die mit unbarmherzigem Drill jeden freien Willen im Keim zu ersticken versuchte. Der junge Studiosus Schiller schrieb an einen Freund: »Dein Friedrich ist nie sich selbst überlassen.«

Er studierte erst Rechtswissenschaften, wechselte aber schon bald zur Medizin. Ein Wechsel, der ebenso wenig aus freien Stücken erfolgte, sondern abermals auf Druck des Herzogs, der meinte, in seinem Land gäbe es zu viele Juristen. Nichtsdestoweniger betrieb Friedrich das Studium der Medizin so wie alles in seinem Leben: mit größtem Ernst. Und er redete sich das Fach schön, erzählte, dass Medizin mit der Dichtkunst, seiner eigentlichen Leidenschaft, »weit näher verwandt« sei als die Rechtswissenschaft.

In seinem dritten Studienjahr starb sein Mitschüler Johann Hiller. Er wurde sofort schulmäßig obduziert, und es war Friedrich, der das Protokoll dazu schrieb: »Die Lungen waren hin und wieder entzündet und mit kleinen Körnern übersät. An der oberen Hälfte der linken Lunge war etwas Eiterartiges.« Keine Frage: Tuberkulose. Wenig später starben zwei weitere Schulkameraden, und bei einem von ihnen wurde ebenfalls Schwindsucht festgestellt. Doch der Mediziner in Friedrich zog daraus nicht die logischen Schlüsse, was dies für ihn selbst bedeuten könnte. Stattdessen schrieb der Dichter in ihm eine Elegie auf den Tod eines Jünglings: »Banges Stöhnen, wie vorm nahen Sturme …«

Schiller beendete sein fünfjähriges Medizinstudium ohne Doktortitel, aber mit zahlreichen Auszeichnungen. Er arbeitete danach zwei Jahre lang als Militärarzt, bevor er sich 1782 für seine Schriftstellerlaufbahn nach Mannheim abseilte. Insgesamt sieben Jahre lang beschäftigte er sich intensiv mit Medizin, man kann ihn also durchaus als theoretisch wie praktisch qualifizierten Arzt bezeichnen. Später nutzte ihm das allerdings nichts. Immer wieder wurde er ernsthaft krank, und die Behandlungen, die er sich entweder selbst auferlegte oder durch andere Ärzte erfuhr, waren falsch bis abenteuerlich. Und den Keim für seinen frühen Tod hatte er ausgerechnet während seines Medizinstudiums gelegt …

Friedrich Schiller war laut Aussagen seiner Schwester »vom frühesten Alter an ein zartes Kind«, die üblichen Kinderkrankheiten setzten ihm besonders stark zu. Er überstand zwar die Musterung zur Militärakademie, aber dort ging es ihm ausgesprochen schlecht. Ein Mitschüler sagte über ihn: »Ein kränklicher und schwächlicher Leib hat ihm bisher noch nicht zugelassen, seine Gaben anzuwenden, wie er gern wollte.« Allein in den ersten zwei Jahren an der Pflanzschule lag er sieben Mal im Krankenzimmer, meistens mit Husten und »Lungenkatarrh«. Hinzu kam, dass er nach den anstrengenden Studientagen bis in die späte Nacht an seinen schriftstellerischen Arbeiten saß. Schiller schrieb zwar in einer seiner medizinischen Abschlussarbeiten über den »Zusammenhang der thierischen Natur des Menschen mit seiner geistigen« und davon, dass »jede Geistestätigkeit jederzeit eine Überspannung gewisser körperlicher Aktionen zur Folge« habe, doch auch hieraus zog er keine Schlüsse für sich selbst. Sein Leben war vielmehr von zwei Dingen geprägt: viel zu viel Arbeit und viel zu wenig Erholung. Schiller ging weit über die Grenzen hinaus, die sein anfälliger Körper ihm eigentlich setzte.

Nach seiner kurzen Einlage als Militärarzt ging er nach Mannheim: Er hatte die Armee verlassen müssen, weil seinen Vorgesetzten die Aufführung der *Räuber* nicht gefallen hatte. Und am Mannheimer Theater wurden seine Stücke aufgeführt, weswegen ihm die Stadt als naheliegendes »Exil« erschien. Aber dort herrschte das »kalte Fieber«: Tausende von Bürgern erkrankten an Malaria, und sie traf auch den jungen Autor. Er hatte zusehen müssen, wie der Regisseur seines Theaters vom Arzt zu Tode kuriert worden war, und so beschloss er, sich lieber selbst zu behandeln. Schiller verordnete sich Brechweinstein, Wassersuppen und Chinarinde, die er aß »wie Brot«. Diese Maßnahmen warfen ihn jedoch noch weiter zurück, weil er zu viel Chinarinde und zu wenige Kalorien zu sich nahm. Sein Verdauungsapparat wurde stark mitgenommen, und es dauerte viel länger als erwartet, bis Schiller sich halbwegs erholt hatte. Sein Vater, ein ehemaliger Wundarzt, konnte sich darüber nicht genug entrüsten: »Dass er sich ganze acht Monate mit Wechselfieber geschleppt hat, das macht seinem Studio keine Ehre, und er würde ganz gewiss einem Patienten in dem nämlichen Fall die bittersten Vorwürfe gemacht haben, dass er sich in der Diät und dem Regimine [dem Krankheits-Regime] nicht nach Vorschrift verhalten.«

Im Mai 1789 hielt Schiller seine Antrittsvorlesung an der Universität Jena als Professor für Philosophie. Doch schon wenig später musste er seine Dozentenaktivität kurzfristig wegen eines schweren Atemwegsinfektes unterbrechen. Husten und Schnupfen sollten fortan seine treuen Begleiter werden. Als er am 22. Februar 1790 Charlotte von Lengefeld heiratete, befürchtete Schiller, dass er seine gesundheitlichen Probleme »mit in den Ehestatus hinüber nehmen« müsse. Er sollte recht behalten. Schon Anfang 1791, er war gerade mal zweiunddreißig Jahre alt, ereilte ihn während eines Aufenthaltes in Erfurt eine Lungenentzündung. Doch wieder unterblieb die notwendige Pause. Der pflichtbewusste Dozent fuhr zurück nach Jena, um seine Vorlesungen zu halten. Am 13. Januar dann der Zusammenbruch: Schiller hustete Blut und Eiter, und ein extrem hohes Fieber saugte ihm die Kraft aus dem Körper. Seine Studenten teilten sich die Nachtwachen.

Unter ihnen war auch der junge Novalis – er starb wenige Jahre später an Tuberkulose.

Schiller fühlte sich so schlecht, dass er diesmal auf Selbstbehandlung verzichtete und einen Arzt zu Rate zog, der Aderlässe, Zugpflaster sowie Brech- und Abführmittel verordnete. Dies waren die damals üblichen Methoden, um »krankmachende Säfte« aus dem Körper zu treiben, doch sie dürften den ausgemergelten Patienten nur noch weiter geschwächt haben. Der Arzt zeigte sich jedoch optimistisch, er meinte, »einen guten Eiter« im Auswurf seines Patienten zu erkennen.

Doch im Mai 1791 kam es, nach kurzzeitiger Besserung, zu einem erneuten Krankheitsschub. »Der Atem wurde so schwer, dass ich über die Anstrengung, Luft zu bekommen, bei jedem Atemzuge ein Gefäß in der Lunge zu zersprengen glaubte«, so Schiller, und er berichtete weiter von »starkem Fieberfrost« sowie Krämpfen in Unterleib und Zwerchfell. »Meine Furcht vor Lungensucht [so nannte man damals die Tuberkulose] wird also ziemlich gehoben.« Zu diesem Zeitpunkt vermeldete die *Oberdeutsche Allgemeine Literaturzeitung* bereits seinen Tod, in Dänemark wurden sogar Totenfeiern für den deutschen Dichter abgehalten.

Doch noch war es nicht so weit. Allerdings wurde Schiller auch nie wieder richtig gesund. Die Kaskade seiner nicht abreißenden Krankheiten entnervte ihn schließlich so, dass er sein Leiden als Strafe für seine abgebrochene Arztlaufbahn interpretierte: »Schwer hat mich die Hippokratische Kunst für meine Apostasie [Abkehr] bestraft. Da ich nicht mehr ihr Jünger sein wollte, hat sie mich unterdessen zu ihrem Opfer gemacht.«

Immerhin wurde er ab 1794 zu einem engen Freund Goethes, was ihm als Militärarzt sicherlich niemals passiert wäre. Doch auch das konnte ihn nur noch kurzfristig aufrechterhalten, sein körperlicher Verfall schritt unaufhaltsam voran. Seinem Freund Christian Körner gegenüber klagte er: »Jedes Zeichen im Tierkreis bringt mir ein anderes Leiden.« Der Dichter ahnte, dass ihm nicht mehr viel Zeit bleiben würde, und so trieb er seine Unstetigkeit und Arbeitssucht auf die Spitze. Er rannte, wie es Körner beschrieb, »unaufhörlich im Zimmer herum«. Immer wieder wurde er dabei von Erstickungsanfällen heimgesucht, doch dann hastete er einfach nur hinaus, um ein entsprechendes Medikament einzunehmen. »Kann man ihn in solchen Momenten in eine interessante Unterredung ziehen, so verlässt ihn das Übel wieder, um sogleich wieder zurückzukommen, wenn nichts mehr zu erörtern übrig ist«, beobachtete Körner. »Überhaupt sind ihm anstrengende Arbeiten das sicherste Mittel für den Augenblick. Man sieht, in welcher ununterbrochenen Spannung er lebt und wie sehr der Geist bei ihm den Körper tyrannisiert.«

Kurz vor der Jahrhundertwende zog Schiller mit seiner mittlerweile vierköpfigen Familie nach Weimar.

Zu den obligatorischen Atemwegserkrankungen gesellten sich Probleme mit der Verdauung. Schiller litt
zunehmend unter bösartigen Verstopfungen und Blähungen, was einerseits die Begleiterscheinung einer
Tuberkulose, andererseits wohl auch eine Folge seiner
Mannheimer Chinin-Exzesse war. Er schrieb: »Die ver-
wünschten Blähungen! Wenn ich nur eins – könnte,
so wäre alles wohl!« Im Juli 1804 wurde er von kolik-
artigen Unterleibskrämpfen geschüttelt: »Ich halte
es nicht mehr aus, wenn es nur schon vorbei wäre.«
Doch die Erlösung sollte noch fast ein Jahr auf sich
warten lassen.

Am 1. Mai 1805 verließ er sein Haus, um ins Theater zu gehen. Beim Hinausgehen traf er Goethe, der allerdings keine Lust auf den Besuch eines Schauspiels
hatte. Sie gingen noch eine kurze Wegstrecke zusammen und verabschiedeten sich – es sollte ihr letzter Abschied sein.

In der Theaterloge erlitt Schiller einen Zusammenbruch. Er wurde umgehend nach Hause gebracht, und
weil sein Hausarzt verreist war, holte man Dr. Ernst
Huschke, den Hofrat und Leibarzt beim Herzog zu
Weimar. Er analysierte den Zustand des Patienten, der
von Schmerzen in der linken Brust berichtete und starkes Fieber mit Husten hatte, als »gewöhnliches rheumatisches Seitenstechfieber«. Es sei nicht weiter gefährlich, »denn hier haben es alle, die daran gelegen haben,
auch sogar schwächliche Menschen, gut überstanden«.

Eine komplette Fehldiagnose, die gnadenlos verharmlosend war. Merkwürdig nur, dass der Hofarzt den Patienten trotzdem mit einem ganzen Arsenal an Medikamenten bombardierte: Spanische Fliege (früher als Reizgift eingesetzt, heute ein beliebtes Potenzmittel), Blutegel (zur Blutabnahme), Senegawurzel (zum Abhusten), Spiritus Mindereri (Kaliumazetat, für trockenen Husten – und damit ein Widerspruch zur Senegawurzel), Chinarinde (zur Fiebersenkung; Schiller hatte sich schon in Mannheim damit vergiftet) und die Wurzel der Serpentaria, die damals eigentlich als Gegengift für Schlangenbisse verwendet wurde. Außerdem verabreichte Dr. Huschke noch eine Mischung aus Rizinusöl und Opiumtinktur, also einen Mix aus Abführ- und Betäubungsmitteln. Schwer nachzuvollziehen, was er damit bezweckte. Sein Patient jedenfalls begann daraufhin zu fantasieren. Am 9. Mai 1805 wurde er schließlich von seinem Leiden erlöst.

Als ranghöchstem Mediziner oblag es anschließend Dr. Huschke, die Obduktion an Schillers Leichnam durchzuführen. Hierbei konnte er kaum noch etwas falsch machen, denn die »faule«, »brandige« und »desorganisierte« Lunge gab deutliche Hinweise auf eine Tuberkulose. Die rechte Lunge war so mit dem Herzbeutel verwachsen, dass man sie mit dem Skalpell kaum voneinander trennen konnte, die Nieren waren »in ihrer Substanz aufgelöst«, und vom Herz war nicht mehr übrig als »ein leerer Beutel« mit unzähligen Runzeln. »Bei diesen Zuständen muss man sich wundern, wie der arme Mann so lange hat leben können«, so Huschke.

Bleibt noch zu erwähnen, dass es damals noch kein Mittel gegen Schwindsucht gab, unabhängig davon, ob sie richtig diagnostiziert wurde oder nicht. Das Wissen um die Krankheit war einfach noch zu gering, es grassierten hartnäckige Vorurteile über sie, die von führenden Ärzten gepflegt und weitergetragen wurden. Einer von ihnen war Dr. René Laënnec, der Erfinder des Stethoskops. Er bezeichnete die Tuberkulose als ein angeborenes Schicksal, das wie ein Tumor aus dem Körperinnern komme. Die Krankheit sei zwar, wie der französische Mediziner weiter ausführte, unheilbar, doch glücklicherweise nicht ansteckend. Dr. Laënnec starb 1826 im Alter von nur fünfundvierzig Jahren – an Tuberkulose.

Zu Tode kuriert: Der letzte Kampf des Napoleon Bonaparte

»Die Ärzte haben mehr Menschenleben auf dem Gewissen als die Generäle.« So sprach ein Soldat, der das Vertrauen in die Medizin verloren hatte: Napoleon Bonaparte. Er hatte gerade erst die vierzig überschritten, und doch fühlte er, dass bei ihm das Altern schneller voranschritt als bei anderen Menschen. Er war korpulent geworden, von seiner einstigen körperlichen Agilität war kaum noch etwas übrig. Immer wieder wurde er von Magenkrämpfen heimgesucht, doch am schlimmsten litt er an den plötzlichen Müdigkeitsattacken.

Unmittelbar vor der Schlacht von Austerlitz schlief er so fest ein, dass es seinen Offizieren nur mit großer Mühe gelang, ihn wachzurütteln. Im März 1814 konnte er den deutschen Truppen gerade noch entkommen, doch der Ring seiner alliierten Feinde schloss sich immer enger um Paris. Graf Lavalette riet ihm, Frieden zu schließen – doch mitten im Gespräch versank Napoleon in tiefen Schlaf. Er schien keinen Anteil mehr am Lauf der Dinge zu nehmen.

Seine Ärzte konnten ihm nicht helfen. Selbst Jean-Nicolas Corvisart nicht, der einzige, dem er noch vertraute, weil dieser ihm früher schon einmal geholfen hatte: Als Napoleon 1809 Wien besetzt hatte, war ihm auf dem Nacken ein großer Furunkel gewachsen, vermutlich aufgrund des stets hochgeschlagenen Mantelkragens. Der zunächst konsultierte Hofarzt der Österreicher hatte ihm aufgrund einer drohenden »Gehirnkongestion« eine langwierige Behandlung in Aussicht gestellt. Doch das war genau das, was Napoleon nicht hören wollte, und so ließ er Professor Corvisart rufen. Der klebte ein Blasenpflaster auf die entzündete Stelle – und schon war der Furunkel besiegt, was Napoleon zu dem Ausspruch verleitet haben soll:

»Ich glaube nicht an die Medizin, doch ich glaube an Corvisart.« Aber nun, bei seinen Müdigkeitsattacken, konnte selbst sein Leibarzt nichts für ihn tun.

Nichtsdestoweniger hätte Napoleon eigentlich keinen Grund gehabt, den Künsten der Medizin zu misstrauen. In jungen Jahren brauchte er sie nicht, und als General hatte er immer wieder beobachten können, wie flinke Chirurgen seine Soldaten zusammenflickten. Er selbst profitierte von den Ärzten, wenn sie Blutegel auf seine Hämorrhoiden setzten, die ihm das Reiten immer wieder zur Tortur machten. Doch gegen das Fleckfieber, das seine Armee ruinierte und sie 1812 gegen die Russen verlieren ließ, konnte die Medizin nichts ausrichten. Diese Krankheit wird durch Bakterien hervorgerufen, und zu Napoleons Zeiten gab es noch keine Antibiotika. Auch bei Napoleons Müdigkeitsattacken hatte die Medizin damals keine Chance, und sie hätte wohl auch heute keine. Der rastlose Stratege litt vermutlich nicht unter Narkolepsie, der »Schlafkrankheit«, wie immer wieder zu hören ist, sondern einfach darunter, dass er unmenschlichem Stress ausgesetzt war und viel zu wenig schlief. Dafür traf seine Ärzte sicherlich die geringste Schuld. Wir können seine Wutausbrüche gegen die Medizin und ihre Vertreter damit abtun, dass er immer gern gegen alles und jeden wetterte. Was wir aber nicht unbeachtet lassen dürfen, sind die Geschehnisse aus der Zeit auf

St. Helena. Denn hier sollten ärztliche Inkompetenz und Korrumpierbarkeit den französischen General härter treffen, als er sich das jemals hätte ausmalen können.

Es war der 15. Oktober 1815, als Napoleon mit seinem kleinen Gefolge auf St. Helena eintraf. Er war sechsundvierzig Jahre alt und hatte gerade sein Waterloo gegen die Briten und Preußen erlebt. Die Hoffnung auf ein Asyl in England oder Amerika war unerfüllt geblieben. Die Kriegsgewinner hatten stattdessen beschlossen, den damals schon legendären Franzosen politisch kaltzustellen und ihn auf St. Helena endzulagern: fast 2000 Kilometer westlich von Afrika und 3300 Kilometer östlich von Brasilien – mitten im Nirgendwo. Dementsprechend schlecht war Napoleons Stimmung, als man die Insel betrat. Und ihr Anblick verstärkte seine Resignation noch. Denn St. Helena präsentierte sich als steiler und nackter Felsen mit vielleicht 2000 Einwohnern. »Das ist kein schöner Ort«, rief Napoleon. Er klagte, dass er besser in Ägypten geblieben wäre, wo er kurz vor der Jahrhundertwende gewesen war. »Dann wäre ich jetzt Kaiser des gesamten Orients.«

Das Klima auf St. Helena war dampfend heiß und feucht, mit tief hängenden Wolken und sengender Tropensonne. Napoleon wurde in »Longwood« untergebracht, einem kleinen Farmhaus mit engen dunklen Zimmern, in denen der Schimmel die Wände hochkroch und die Fußbodenbretter faulten. Er ahnte, dass es ihm unter diesen Bedingungen nicht gutgehen würde. Und er sollte recht behalten. Schon bald bekam er akute Gesundheitsprobleme. Einer seiner Begleiter notierte: »Die Haut des Patienten ist blass und gelblich verfärbt, er klagt über starke Aufblähung des Bauches … Der Kaiser verspürt einen ständigen Druck in der Herzgrube, und es ist ihm unmöglich, auf der linken Seite zu liegen, auch empfindet er ein brennendes Gefühl im Bereich des rechten Oberbauchs.«

Sein Arzt, ein Brite namens Dr. Barry O'Meara, diagnostizierte eine beginnende Leberentzündung, vermutlich als Folge einer Amöbeninfektion, die auf dem tropischen St. Helena öfter auftrat. Der Inselkommandant Sir Hudson Lowe wollte davon jedoch nichts wissen. Er hatte zwar kurz vorher an das britische Außenministerium geschrieben, dass er es für gut hielte, wenn der prominente Gefangene »an einer langwierigen Krankheit dahinschwindet, damit unsere Ärzte eine natürliche Todesursache feststellen können«. Doch diese Äußerung entsprang nur der Sorge, dass bei einem Unfall das Ansehen des britischen Empire ramponiert werden könnte. Doch auch bei einer Leberentzündung würde das Image der Briten leiden, weil Napoleon ja dann an einer Infektion stürbe, die mit seinen Haftbedingungen zu tun hatte.

Als Barry O'Meara nicht von seiner Amöben- und Hepatitis-These lassen wollte, wurde er kurzerhand abgelöst. Ein Ersatz musste her, und es sollte nicht noch einmal ein Engländer sein. Also landete am 20. September 1819 Dr. Francesco Antommarchi auf der Insel.

Der knapp vierzigjährige Arzt war eigentlich nur aus einem Grund für seinen neuen Job qualifiziert: Er stammte aus Korsika, genauso wie sein Patient. Ansonsten war er Pathologe, der medizinische Erfahrung mit Toten, aber nicht mit Lebenden hatte. Er begutachtete seinen berühmten Patienten auch nur kurz und verzog sich dann nach Jamestown, der Hauptstadt von St. Helena, und blieb dort meistens unerreichbar.

Nichtsdestoweniger ging es Napoleon zunächst besser, er begann sogar mit Gartenarbeit. Im Oktober 1820 folgte jedoch ein neuer Krankheitsausbruch, wieder waren es der Magen und die Leber. Napoleon wurde »blass wie ein Blatt Papier«, litt unter höllischen Schmerzen und erbrach Blut. Um die schlechten Körpersäfte aus dem Körper zu ziehen, setzte Antommarchi ihm Schröpfköpfe an, in denen er mittels offener Flamme einen Unterdruck erzeugte. Allerdings ging er dabei so ungeschickt vor, dass er die Haut des Patienten versengte.

Am 17. März 1821 erlitt Napoleon einen Kreislaufzusammenbruch, doch sein Arzt saß gerade in einem Café von Jamestown. Als er endlich kam, hatte sich sein Patient von selbst wieder erholt. Allerdings nicht für lange. Am 21. März kam es erneut zu massivem Erbrechen, und diesmal war der Arzt vor Ort – und verordnete ein Brechmittel! Das ist ungefähr so, als würde man einem Migräne-Patienten mit dem Hammer auf den Kopf schlagen.

Dementsprechend waren die Folgen des Brechmittels für Napoleon: Er wälzte sich die ganze Nacht auf dem Bett und drohte zu verdursten. Zusätzlich bekam er einen Schluckauf, bei dem Magensäure in den Mund geriet. Fieberschübe und Schweißausbrüche schwächten den Patienten immer mehr. Doch noch einmal überlebte er.

Napoleons Begleiter forderten den Kommandanten auf, auch Antommarchi abzulösen und einen anderen Arzt zu schicken. Daraufhin erschien Dr. Archibald Arnott, ein Militärarzt, dem der Gehorsam gegenüber dem Kommandanten wichtiger war als das Wohl seines Patienten. Nach einem flüchtigen Blick und einer kurzen Pulsmessung meldete er seinem Vorgesetzten, dass er Napoleon für einen Hypochonder halte und dass er ihm durchaus zutrauen würde, von der Insel zu fliehen, sofern er nur ein Schiff dafür hätte. Sir Hudson Lowe verstärkte daraufhin die Wachen. Am 10. April ging es Napoleon jedoch so schlecht, dass auch Arnott zugeben musste: »Sein Magen gab alles wieder zurück, was er aufgenommen hatte. Die Kräfte schienen mit rasender Geschwindigkeit zu sinken … Sein ganzer Körper war kalt.« Napoleon ahnte, dass ihm nicht mehr zu helfen war, und diktierte sein Testament. Darin verfügte er, dass nach seinem Tod der Leichnam geöffnet würde, um die Ursachen für seine Krankheit herauszufinden. Er beauftragte damit Dr. Antommarchi, weil er ihm als gelernter Pathologe und geborener Korse dafür geeignet schien.

Bis zu Napoleons Tode blieb jedoch Dr. Arnott zuständig. Weil der Bauch seines Patienten immer mehr auftrieb, verabreichte er ihm sechshundert Milligramm Kalomel: ein Quecksilberchlorid, das heute überwiegend zur Herstellung von Pestiziden und grün leuchtenden Fackeln verwendet wird, früher aber gerne als Abführmittel verabreicht wurde. Es gab Napoleon den Rest. Er übergab sich und erlitt zahllose, pechschwarze Stuhlabgänge, die er nicht mehr kontrollieren konnte. Durch den damit einhergehenden Flüssigkeitsverlust wurde er immer schwächer, das Bewusstsein kehrte nur noch selten zurück. Arnott und Antommarchi, der jetzt wieder mitreden durfte, bemühten sich verzweifelt, den Todkranken am Leben zu halten, indem sie ihm Umschläge aus scharfem Senfbrei um die Füße wickelten. Ihr Patient lag derweil in seinen eigenen Ausscheidungen – ein gruseliges Szenario. Am Abend des 5. Mai 1821 wurde Napoleon schließlich von seinem Leiden und von seinen Ärzten erlöst.

Die anschließende Obduktion oblag Dr. Antommarchi, der als Pathologe nun endlich in seinem Element war. Es waren aber noch diverse Generäle und auch andere Ärzte zugegen, deren Interesse an der Obduktion teilweise sehr unterschiedlicher Natur war. So waren die Briten darauf erpicht, dass der Tod Napo-

leons nicht als Folge der katastrophalen Haftbedingungen gesehen wurde, während die Franzosen genau diesen Eindruck bestätigt haben wollten. Dadurch kam
es schon während der Obduktion zu erbitterten Kon-
troversen – am Ende lagen nicht weniger als fünf ver-
schiedene Autopsieberichte vor.

Das offizielle Protokoll war freilich das der Briten,
und in ihm wurde als Todesursache ein Tumor des Ma-
gens angegeben. Damit wurde das Empire aus der Ver-
antwortung entlassen, denn Magenkrebs gab es ja in
der Familie Bonaparte häufiger. Napoleon wäre demnach an einem Familienleiden gestorben und nicht an
der schlechten Behandlung während seiner Haft.

Man überreichte Antommarchi das Protokoll zum
Unterschreiben, denn immerhin hatte er ja die Obduktion durchgeführt. Doch dem Korsen war die stark ver-
größerte Leber in Napoleons Leichnam aufgefallen,
die auf eine schwere Infektion hindeutete. Also ver-
weigerte er seine Unterschrift. Wenigstens dieses eine
Mal wollte er seinem General und auch seinem Berufsstand Loyalität erweisen. Später schrieb er dazu: »Was
hatte ich mit einem englischen Schriftstück zu tun?
Ich war der Arzt Napoleons, hatte die Autopsie vorge-
nommen, also kam es mir zu, Bericht darüber zu er-
statten.« Er schrieb ein eigenes Protokoll, in dem die
Leber ausdrücklich als »angeschwollen und größer als
normal« bezeichnet wurde. Antommarchi wusste aber,
dass dieser Bericht keine Chance auf eine Veröffentli-

chung haben würde. Also entnahm er heimlich zwei Gewebeproben aus dem Darm des Toten und konservierte sie. Sie gelangten über Umwege schließlich in ein Londoner Medizinmuseum. Dort wurden sie 1913 mikroskopisch analysiert – knapp ein Jahrhundert nach Napoleons Tod und zu einem Zeitpunkt, als England und Frankreich nicht mehr weit davon entfernt waren, gemeinsam gegen Deutschland zu kämpfen.

Das Resultat der Untersuchungen war eindeutig: Napoleon war an einer Amöbeninfektion der Leber gestorben, also tatsächlich infolge der extremen Bedingungen während seiner Haft. Die Gewebeproben konnten noch bis zum Zweiten Weltkrieg in London besichtigt werden. Erst als die englische Hauptstadt von deutschen Flugzeugen bombardiert wurde, verschwanden sie für immer. Aber Napoleon hatte ja bereits zu Lebzeiten geahnt: »Wer von Anfang an schon sicher weiß, wohin sein Weg führen wird, wird es nicht sehr weit bringen.«

Kein Freud ohne Leid: Wie die Psychoanalyse ihren Vater verlor

Die letzten Tage im Leben von Sigmund Freud waren eine Qual. Ein unbarmherziger Mundhöhlenkrebs und dreiunddreißig Operationen hatten sein Gesicht in ein asymmetrisches und schmerzendes Etwas verwandelt.

Nahrungsaufnahme war kaum noch möglich. Kam man dem Vater der Psychoanalyse zu nahe, roch es nach faulendem Fleisch, weil immer mehr Haut- und Knochengewebe abstarb und brandig wurde. Selbst sein treuer Hund Lün, ein Chow-Chow, hielt es nicht mehr aus: Brachte man ihn ins Krankenzimmer, verkroch er sich sofort in die hinterste Ecke.

Sein Herrchen begriff, dass es an der Zeit war, der Tragödie ein würdiges Ende zu setzen. Am 21. September 1939 bestellte Freud seinen Arzt Dr. Max Schur zu sich, um ihn an ein Versprechen zu erinnern: »Sie haben mir damals versprochen, mich nicht im Stich zu lassen, wenn es so weit ist. Das ist jetzt nur noch Quälerei und hat keinen Sinn mehr.«

Schur verstand und sagte zu, dass er sein Versprechen halten werde. Am nächsten Tag – sein Patient hatte wieder furchtbare Schmerzen – gab er ihm zwanzig Milligramm Morphium, zwölf Stunden später noch einmal dieselbe Dosis. Freud war geschwächt genug, dass er diese zweite Injektion nicht überlebte. Er starb im Alter von immerhin dreiundachtzig Jahren. Viele davon waren überaus qualvoll, und das hätte nicht so sein müssen, wenn seine Ärzte mit mehr Sorgfalt und mehr Mut zur Wahrheit zu Werke gegangen wären.

Sigmund Freud sagte einmal: »Der Hauptpatient, der mich beschäftigt, bin ich selbst.« Er meinte das im Hinblick darauf, dass er einen Psychiater nicht als unnahbaren, objektiven Erfüllungsgehilfen der Medizin verstand, sondern als einen Menschen, der sich selbst ergründen muss, um den anderen Menschen, also seinen Patienten, verstehen zu können. Doch auch jenseits dieses ärztlichen Rollenverständnisses, mit dem er bei seinen Medizinerkollegen kräftig aneckte, war Freud sein eigener Hauptpatient. Denn nach seiner Promotion zum Dr. med. mit der Arbeit *Über das Rückenmark niederer Fischarten* wurde er immer wieder von irgendwelchen Krankheiten malträtiert.

Im Herbst 1882 diagnostizierte man bei ihm eine leichte Form von Typhus, wobei man sagen muss, dass damals recht viele Magen-Darm-Krankheiten dem Typhus zugeordnet wurden. Im folgenden Frühjahr machten ihm erst der Ischias und dann die Pocken zu schaffen; Letztere brachten ihn für einige Zeit in Quarantäne. Die Briefe, die er von dort aus an seine Braut Martha schrieb, wurden in einem Trockenkasten auf 120 Grad erhitzt und sterilisiert. »Doch die Art von Censur wird uns nicht schaden«, tröstete Freud sie.

Immer wieder wurde er von Rheuma- und Migräne-Attacken heimgesucht, außerdem litt er unter einer chronischen Entzündung der Nebenhöhlen. All diese Beschwerden begleiteten ihn mehr oder weniger bis zu seinem Tod. Doch er empfand sie als harmlos im Verhältnis zu den seelischen Problemen, die ihn quälten. Denn Freud erlebte immer wieder extreme Stimmungsschwankungen. In seinen depressiven Phasen wusste er nicht, was er mit sich anfangen sollte: Er schnitt Bücher auf, betrachtete Landkarten des alten Pompeji, spielte Schach, legte sich die Karten – doch er konnte nicht arbeiten, weder als Therapeut noch als Autor. Hinzu kamen ausgeprägte Zwangsneurosen: Der Psychoanalytiker hatte Reiseangst und Angst vor dem Zuspätkommen, weswegen er in der Regel schon eine Stunde vor der Abfahrt eines Zuges auf dem Bahnsteig stand. Kein Arzt, auch er selbst nicht, konnte ihm bei seinen psychischen Problemen helfen. Interessanterweise sollten jedoch viele davon verschwinden, als er 1902 in Wien zum Professor ernannt wurde.

1894 klagte Freud über Herzrasen und Atemnot. Die behandelnden Ärzte kamen jedoch nicht zu einer einheitlichen Diagnose: Einige sprachen von einer Angina Pectoris, andere von einer Herzmuskelentzündung. Alle empfahlen dem Patienten jedoch, mit dem Rauchen aufzuhören. Doch gerade dieser Tipp war für Freud so fern der Realität wie das Einhorn dem Berliner Zoo. Denn er war nikotinsüchtig und rauchte bis zu zwanzig Zigarren am Tag. Als Mediziner wusste er natürlich, dass ihm das nicht guttat, und er startete auch den einen oder anderen Versuch, sich das Rauchen abzugewöhnen. Doch der Entzug ließ ihn jedes Mal geistig ermatten und körperlich in Aufruhr geraten: Die Sucht hatte ihn fest im Griff. Selbst als Krebskranker konnte er später nicht von seinen Zigarren lassen.

Im November 1917 spürte er erste Veränderungen in

seiner Mundhöhle. Und er bemerkte, dass sie in einem Zusammenhang mit seinem Nikotinkonsum standen. Sein Vorrat an Zigarren war erschöpft, daraufhin wurde er missmutig, das Herz fing an zu jagen – und sein Gaumen schwoll an. »Da brachte mir ein Patient fünfzig Zigarren, ich zündete eine an, wurde heiter, und die Gaumenaffektion ging rapide zurück! Ich hätte es nicht geglaubt, wenn es nicht so auffällig wäre«, berichtete er später. Doch Freud schloss aus diesem Erlebnis, dass er fortan seinen Zigarrenvorrat sicherstellen musste – denn der Gaumen schwoll ja immer nur an, wenn ihm das Nikotin fehlte. Das ist ungefähr so, als würde man einem Spielsüchtigen einen einarmigen Banditen ins Krankenzimmer stellen, damit es ihm nicht so schlecht geht. Doch der Psychoanalytiker, eigentlich ein Meister im Ausloten des Unbewussten, war eben in dieser Hinsicht wie die meisten anderen Ärzte auch: Er neigte zu absurder Logik und zum Ausblenden von Tatsachen, wenn es um die eigene Gesundheit ging.

Sechs Jahre später entdeckte Freud eine Geschwulst in seiner Mundhöhle. Er ging zu einem Hautarzt und einem Internisten, die beide sofort einen Krebsverdacht hegten, dies aber ihrem Patienten nicht mitzuteilen wagten. Stattdessen redeten sie von einer besonders großen »Leukoplakie«, also einer – in der Regel durch Nikotin oder Alkohol verursachten – Störung der Schleimhaut, die meistens harmlos verläuft. Weil aber eben »meistens« nicht »immer« bedeutet, rieten

die Ärzte ihrem Patienten zur Operation, und sie be-
eilten sich, hinzuzufügen, dass es sich dabei nur um einen kleinen Eingriff handeln würde.

Freud ließ sich überzeugen. Am 20. April erschien
er in der Wiener HNO-Universitätsklinik bei Professor Markus Hajek, um sich die Geschwulst wegschnei-
den zu lassen. Beide Männer waren so überzeugt von
der Harmlosigkeit des Eingriffs, dass man ihn der Familie (die mittlerweile aus Ehefrau Martha und fünf
erwachsenen Kindern bestand) verschwieg – Freud ver-
abschiedete sich lediglich für einen Spaziergang. Doch
aus der geplanten Kurzgeschichte wurde ein längeres
Drama. Während der Operation kam es nämlich zu
Komplikationen. Erst jetzt wurde die Familie benach-
richtigt, und als Gattin Martha und Tochter Anna zur
Klinik kamen, fanden sie Freud blutüberströmt auf einem Küchenstuhl sitzend, weder ein Arzt noch eine
Krankenschwester waren in seiner Nähe. Anna rannte
los und fand schließlich eine Schwester, die den Patienten in einen anderen Raum brachte. Dieser war winzig
klein und nur mit zwei Pritschen ausgestattet. Auf der
einen konnte Freud sich ausruhen, auf der anderen lag
bereits ein geistig behinderter kleinwüchsiger Mann.

Zur Mittagszeit waren in dem Krankenhaus keine
Besucher erlaubt, und so wurden Anna und Martha
nach Hause geschickt. Sie waren gerade eine Weile
weg, als Freud von einer extrem starken Blutung heimgesucht wurde. Er läutete, doch die Klingel funktio-

nierte nicht, und rufen oder aufstehen konnte er aufgrund seiner frischen Operationswunde auch nicht. Glücklicherweise erfasste sein Mitinsasse irgendwie die Situation und holte Hilfe. Es ist also der Geistesgegenwart eines debilen Kleinwüchsigen zu verdanken, dass die Psychoanalyse in diesem Moment nicht ihren Vater verlor – Bücher wie *Das Unbehagen in der Kultur* wären andernfalls nicht geschrieben worden, und Freud hätte auch keinen Briefwechsel mit Albert Einstein führen können, der später unter dem Buchtitel *Warum Krieg?* zum Meilenstein der Friedensbewegung werden sollte.

Als Anna kam, fand sie ihren Vater in fürchterlicher Verfassung. Er war geschwächt vom Blutverlust und hatte starke Schmerzen; die Betäubungsmittel verringerten seine Ansprechbarkeit, nicht aber seine Qualen. Die Tochter beschloss, nicht mehr von seiner Seite zu weichen. In der Nacht wurde sein Zustand so schlimm, dass sie nach dem Spitalarzt rief – doch der wollte partout nicht aus seinem Bett. Statt seiner schaffte es die Stationsschwester, den Zustand des Patienten zu stabilisieren. Am nächsten Morgen konnte Freud nach Hause gehen. Zuvor wurde er aber noch einmal von Professor Hajek den Studenten vorgeführt – der ärztliche Nachwuchs sollte ja etwas lernen.

Später stellte sich freilich heraus, dass Hajeks Operation keineswegs zum positiven Lehrinhalt taugte. Er hatte viel zu wenig herausgeschnitten, um eine weitere Ausbreitung des Tumors verhindern zu können. Ein halbes Jahr später musste Freud abermals auf den OP-Tisch. Leitender Arzt war diesmal Professor Hans Pichler, ein Wiener Kieferchirurg. Er schnitt zunächst einige Lymphknoten heraus und klemmte die äußere Halsarterie ab, um ein Ausbreiten der Krebszellen zu verhindern. Dann entfernte er große Teile von Ober- und Unterkiefer sowie des rechten Gaumens und der Zungen- und Wangenschleimhaut. Freud bekam nach diesem massiven Eingriff starkes Fieber, außerdem musste er einige Tage durch einen Nasenschlauch er- nährt werden. Und er sollte schon bald erfahren, dass er wieder unters Messer musste. Denn eine Gewebe- probe ergab, dass immer noch Krebszellen in seinem Kiefer waren. Also operierte Pichler noch einmal, und diesmal gelang es ihm tatsächlich, sämtliches Tumor- gewebe zu entfernen.

Dafür musste für Freud nun eine Kieferprothese an- gefertigt werden. Erst nach mehreren Versuchen gelang es, sie halbwegs passend hinzubekommen. Eigentlich sollte das gereicht haben, Freuds Kooperationsbereit- schaft für Operationen und Klinikaufenthalte nachhal- tig auszuschalten. Doch dann wurde ihm berichtet, dass man die Neubildung von Tumoren verhindern könne, indem man die Produktion von männlichen Hormonen in den Hoden anregte. Einer der Protagonis- ten dieser Theorie war der österreichische Physiologe und Sexualforscher Professor Eugen Steinach, der auch

Hodentransplantationen als Verjüngungskur empfahl. Für die Anregung der Hormonproduktion war laut Meinung des Arztes jedoch das Durchtrennen der Samenleiter bereits ausreichend, und weil Freud ja schon mehrfacher Vater war, ließ er dann auch diesen Eingriff über sich ergehen. Die Resultate: Er war unfruchtbar, und die Hoden ließen sich durch gekappte Samenleiter auch nicht zur Mehrarbeit überreden. Das Schlimmste aber war: Der Krebs schritt weiter voran.

1929 war Freud gesundheitlich ein Wrack. Kiefer und Schleimhäute waren größtenteils zerstört. In seiner rechten Gesichtshälfte spürte er nichts mehr, und das rechte Ohr war praktisch taub und von einem nervtötenden Tinnitus ausgefüllt. Immerhin gelang es ihm, halbwegs verständlich zu sprechen. Auch Kauen und Schlucken funktionierte noch, doch Freud musste zugeben: »Mein Essen verträgt keine Zuschauer mehr.« Am schlimmsten war aber, dass nach wie vor an seiner Kieferprothese herumgebastelt wurde, was sich immer mehr zur Tortur entwickelte. Denn Freud bekam seinen Mund nicht mehr weit genug auf, so dass man den künstlichen Kiefer nur unter großen Mühen einsetzen und herausnehmen konnte. Außerdem verlor die Prothese immer wieder den Halt – Freud musste sie mit dem Daumen festhalten. Seine Patienten interpretierten diese Geste als Zeichen intensiven Zuhörens und Nachdenkens. Dabei war die Freudsche Psychoanalytiker-Pose, die von so vielen Psychotherapeuten bis heute kopiert wird, bloß das unliebsame Resultat einer lockeren Kieferprothese.

Es war nun an Dr. Schur, Freuds Behandlung zu übernehmen. Als erste Diensthandlung musste er seinem Patienten versprechen, ihn zu erlösen, sofern die Qualen unerträglich würden. Die beiden Männer reichten sich dazu die Hand, als hätten sie gerade einen Autokauf abgeschlossen.

1933 legten die Faschisten die Bücher des Juden Sigmund Freud gleich auf mehrere literarische Scheiterhaufen, unter dem Motto »Gegen die seelenzerstörende Überschätzung des Sexuallebens – und für den Adel der menschlichen Seele«. Freud bemerkte daraufhin nur trocken: »Was wir für Fortschritte machen! Im Mittelalter hätten sie mich verbrannt, heutzutage begnügen sie sich damit, meine Bücher zu verbrennen.«

1938 emigrierte Freud nach London. Die Krebsgeschwüre kamen wieder und wurden mit Röntgenstrahlen behandelt, die keinerlei Heilwirkung zeigten und sogar noch für weitere Zerstörungen im Gewebe sorgten. Freud magerte ab und fand keine Nachtruhe mehr, doch die üblichen Schlafmittel lehnte er ab. Stattdessen bekam er Morphium – was sollte er sich als todkranker Greis auch noch Gedanken über Nebenwirkungen machen? Über sein Bett wurde ein Moskitonetz gespannt, um die Mücken fernzuhalten, die vom Fäulnisgestank angezogen wurden, den das zerstörte Gewebe in seinem Kiefer ausströmte.

Sigmund Freud starb am frühen Morgen des 23. September 1939. Dr. Schur hatte sein Versprechen eingelöst.

Wilhelm, streck dich! Wie deutsche Ärzte mit ihrem letzten Kaiser umgingen

Der Januar 1859 neigte sich dem Ende zu. Es war bitterkalt in Berlin, doch die Stimmung war auf dem Siedepunkt. Alle warteten darauf, dass Kronprinzessin Viktoria (»Vicky«) endlich ihr Baby bekam. Aber die Geburt verlief kompliziert – das Kind lag nicht richtig, und die werdende Mutter litt schwerste Qualen. Doch dann, am Nachmittag des 27. Januar, donnerten sechsundzwanzig Kanonenschüsse in den Himmel von Berlin. Keine fünfundzwanzig, die man bei einem Mädchen gehört hätte, sondern eben noch einer mehr, und damit war klar, dass die Hohenzollern-Dynastie endlich ihren – seit über zwanzig Jahren ersehnten – männlichen Thronerben hatte. Dementsprechend groß war die Freude. Auch im Ausland: Die legendäre Queen Victoria erklärte voller Pathos, dass England und Deutschland durch das Kronprinzen-Baby »enger zusammenrücken« würden. Denn seine Mutter war Tochter des englischen Königshauses und der kleine Friedrich Wilhelm damit ein Enkel der Queen. Als er 1888 als Wilhelm II. den deutschen Kaiserthron bestieg, hoffte nicht nur seine Oma, dass er die Wogen zwischen den beiden Großmächten glätten könnte. Doch es kam bekanntlich ganz anders.

Unter Wilhelm II. zog Deutschland in einen Weltkrieg, dem schon wenige Jahrzehnte später das Naziregime und der Zweite Weltkrieg folgen sollten. Bis heute ist umstritten, welche Rolle der letzte deutsche Kaiser in diesem Drama gespielt hat: ob er es leichtsinnig angestachelt oder aber vergeblich zu verhindern versucht hat. Eines ist jedoch sicher: Wilhelm war mit seinem hohen Amt rettungslos überfordert. Er umgab sich mit unterwürfigen Opportunisten anstatt mit qualifiziertem Personal, pendelte zwischen Kleinmut und Größenwahn, zwischen Selbstzweifeln und Arroganz, er liebte militärischen Pomp und markige Sprüche, doch als der Krieg immer näher kam, unternahm er so verzweifelte wie vergebliche Friedensbemühungen. Von seinem Onkel König Eduard VII. wurde er daher als »brillanteste Fehlbesetzung in der Weltgeschichte« bezeichnet.

Der Hohenzollernsohn hatte allerdings auch keine reelle Chance, zu einer echten Persönlichkeit heranzureifen. Ständig wurde er an übermächtigen Vorfahren gemessen, wie etwa an seinem Opa väterlicherseits, Friedrich Wilhelm I., dem Inbegriff des »alten Preußen«, der noch viele Jahre nach seinem Tod besungen wurde (»Wir wollen unseren alten Kaiser Wilhelm wiederhaben«). Die größte Rolle in seiner tragischen Entwicklung spielten aber wohl die Ärzte.

Schon seine Geburt stand medizinisch unter einem schlechten Stern. Denn der kleine Wilhelm befand sich in gefährlicher Steißlage, so dass die Ärzte etwas unternehmen mussten. Und das taten sie auch: Sie verabreichten der gerade mal achtzehnjährigen Mutter eine kräftige Portion Chloroform. Das änderte zwar nichts an der Steißlage, nahm der Frau aber erst einmal ihre Schmerzen. Die Chloroformierung kann jedoch zu dramatischen Blutdruckabfällen und plötzlichem Herzstillstand führen. Zudem senkt sie das Atemvolumen, was bei einer Steißgeburt überaus gefährlich ist, denn die Sauerstoffversorgung des Kindes ist hier ohnehin schon kritisch.

Der Medizin des 19. Jahrhunderts waren diese Risiken noch nicht hundertprozentig bewusst, doch man empfahl damals bereits, die Chloroformierung nur von erfahrenen Anästhesisten durchführen zu lassen. In dem zum Kreißsaal umgerüsteten Kronprinzenpalais war dies jedoch nicht der Fall. Die Flasche mit dem Chloroform führte vielmehr ein englischer Mediziner namens James Clark, der von der Queen geschickt worden war, um die Geburt zu betreuen. Er hatte wohl schon einmal gesehen, wie das Betäubungsmittel die Schmerzen von Gebärenden linderte, aber selbst angewandt hatte er es noch nicht.

Clark betonte später immer wieder, wie sehr das

Chloroform der Prinzessin geholfen habe, sich zu entspannen und sogar etwas Schlaf zu finden. Die Entspannung ging jedoch offenbar so weit, dass am Ende die Wehentätigkeit nachließ – und zwar so dramatisch, dass die Ärzte gegensteuern mussten. Sie verabreichten ein Mittel namens »secale cornutum«, zu Deutsch »Mutterkorn«. Dieser Pilz wird auch Hunger- oder Tollkorn genannt, was bereits erahnen lässt, dass er dem Menschen nicht immer gut bekommt. Er enthält nämlich giftige Alkaloide, die nicht nur die Wehentätigkeit anregen, sondern auch die Fantasie, bis hin zur Halluzination: Mutterkorn bildet die Kernsubstanz von LSD. Außerdem ist seine Wirkung auf den Uterus alles andere als moderat. Die Kontraktionen der Gebärmutter können so kräftig werden, dass sie zerreißt und das Kind schwerste Verletzungen davonträgt. Nicht umsonst wurde Mutterkorn im Mittelalter zum Abtreiben eingesetzt – und genau diesen Giftpilz verabreichten nun die Ärzte der Mutter des kleinen Wilhelm während der Geburt.

Als der Hohenzollernspross schließlich das Licht der Welt erblickte, war er, wie es einer der anwesenden Mediziner elegant ausdrückte, »in hohem Grade scheintot«. Seine Atmung setzte erst ein, nachdem ihn eine couragierte Hebamme mit einem nassen Handtuch geschlagen hatte. Wir müssen davon ausgehen, dass Wilhelm während und unmittelbar nach seiner Geburt unter Drogen stand und an Sauerstoffmangel litt. Dass dabei diverse Gehirnzellen im wahrsten Sinne des Wortes den Geist aufgaben, liegt nahe. Doch das war nicht Wilhelms einziges Problem. Denn als die Ärzte ihn unter Drehungen und Windungen aus dem Geburtskanal zerrten, wurde er auch noch schwer verletzt: Linksseitig sprangen Oberarm und Ellbogen aus den Gelenkpfannen heraus.

Einige Tage später fiel beim Baden des Prinzen auf, dass »sein armer kleiner Arm hilflos herunterhing«. Man holte Dr. August Wegner. Er war Leibarzt der kaiserlichen Familie und hatte seinen Sachverstand schon bei der Geburt Wilhelms eingebracht ... Wegner konnte keine Anzeichen für einen ausgekugelten Arm entdecken, sondern diagnostizierte eine »Quetschung der Muskeln und eine Zerrung der Gelenkbänder«. Er verordnete kühle Umschläge und das Anlegen einer fixierenden Binde. Doch die Entwicklung des linken Arms blieb in den nächsten Monaten weit hinter den Erwartungen zurück. Wilhelm konnte ihn kaum beugen, und sein Handgelenk hing schlaff herunter, die Finger waren, wie Wegner berichtete, »nach innen eingeschlagen« und konnten nicht gestreckt werden. Der Junge entwickelte eine Klaue, und die war auch noch deutlich kleiner als die rechte Hand. Wilhelms Mutter ahnte, dass ihr Sohn behindert bleiben würde. Frustriert schrieb sie ihrem Vater Albert: »Ich kann Dir überhaupt nicht sagen, wie ich mich darüber gräme, ich könnte weinen, sobald ich daran denke.«

Ende 1859 stellte sich heraus, dass der linke Arm des Thronfolgers kürzer war als der rechte. Außerdem schien er kaum etwas in ihm zu spüren. Hin und wieder steckte Wegner ihm eine Nadel in die Haut, um die Reaktionen zu überprüfen. »Ich glaube, er fühlt ein kleines bisschen«, berichtete seine Mutter. »Aber nicht viel. So wie ein Fuß, der eingeschlafen ist.«

Das Kleinkind musste allerlei »physiotherapeutische Maßnahmen« über sich ergehen lassen. So steckte man seinen schwachen Arm in einen frisch geschlachteten Hasen, um mit dessen Wärme die gelähmten Muskeln zu mobilisieren. Auch kräftige Elektroimpulse kamen zum Einsatz, wobei man zur Kaiserzeit die Dosierung noch nicht so präzise einstellen konnte wie heute. Der kleine Wilhelm zeigte daher schon bald nervöse Überreaktionen, die zum Abbruch der Behandlung führten. (Während seiner Schulzeit musste er sie jedoch noch einmal ertragen.) Ein weiterer Therapieversuch bestand darin, den gesunden rechten Arm immer wieder für längere Zeit am Körper festzubinden, um Wilhelm dadurch zum Benutzen des kranken linken Arms zu »überreden«. Es funktionierte nicht. Dafür fehlte nun aber dem Jungen nicht nur der linke, sondern auch der rechte Arm als Hilfsmittel zum Laufenlernen. Mutter Vicky notierte im November 1860: »Wilhelms rechter Arm wird häufig festgebunden, ich habe noch nicht gesehen, dass es ihn dazu bringt, den anderen zu gebrauchen … er fällt nur dauernd hin.«

Englischen Medizinern kam der Verdacht, dass die Ursachen für Wilhelms motorische Probleme nicht nur in seinen peripheren Muskeln und Nerven, sondern möglicherweise auch in der Nervenzentrale, also im Hirn zu suchen seien – was sicherlich nicht abwegig ist, wenn man die Sauerstoffnöte und Drogenexzesse bei der Geburt berücksichtigt. Doch die englischen Einwürfe blieben ungehört. Erstens, weil sich die deutschen Ärzte nicht von englischen Kollegen reinreden lassen wollten, zweitens, weil ein angehender Kaiser mit Hirnschaden natürlich nicht in preußische Konzepte passte. Stattdessen musste sich Wilhelm weiterhin einer Behandlungsprozedur unterziehen, die eher an ein Sträflingslager als an eine medizinische Therapie erinnert. So musste er mit gestrecktem Arm Gewichte heben, mit der Folge, dass sich der linke Arm am Ende gar nicht mehr beugen ließ. Weil seine Kopfhaltung infolge der Muskellähmungen zu wünschen übrigließ, steckte man ihn in eine »Kopfstreckmaschine«. Außerdem wurden seine Halsmuskeln galvanisiert, also unter Gleichstrom gesetzt.

Im März 1865 wurde Wilhelm   gerade sechs Jahre alt – zwei Mal operiert, um einen Teil der verkürzten Nackenmuskulatur vom Schlüsselbein zu trennen. Danach konnte er zwar den Kopf halbwegs aufrecht halten, doch die Defizite zeigten sich bald an anderer Stelle. Vicky stellte fest: »Wilhelm sieht jetzt sehr schief aus, da das rechte Auge und die rechte Wange größer erscheinen.« Schließlich verlegte man sich im Hause Hohenzollern auf die klassisch preußische Methode, das Problem mit Disziplin wegzudrücken. Wilhelm wurde von einem Offizier regelmäßig in ein Korsett gesteckt, um ihn in die »richtige« Körperhaltung zu zwingen. Schlimmer für das Kind war aber wohl, dass Mutter Vicky die körperliche Unzulänglichkeit ihres Sohnes nicht verwinden konnte und ihn ihre Ablehnung unmissverständlich spüren ließ. Man kann sich leicht vorstellen, was dies für die ohnehin schon angeknackste Psyche des Jungen bedeuten musste.

Zu allem Überfluss wurde seine Erziehung an einen Lehrer namens Georg Hinzpeter delegiert, einen puritanisch-spartanischen Zuchtmeister, der Wilhelm das erfolgreiche Vertuschen und Überkompensieren seiner Behinderung beibringen und damit seiner Psyche den endgültigen Totalschaden bescheren sollte. Als der »Pädagoge« mit dem jungen Hohenzollern fertig war, hatte Deutschland ein Oberhaupt, das mit einer Hand schießen, reiten, segeln und Kricket spielen konnte, ansonsten aber tief traumatisiert war und voller Neurosen steckte.

Im Juni 1888 bestieg Wilhelm II. den deutschen Thron. Das Reich hatte nun ein Oberhaupt, das einerseits geprägt war vom Überschwang, aus der Linie der großen Hohenzollern abzustammen, andererseits aber auch belastet war von dem Gefühl, ein verstoßener Krüppel zu sein. Einen Kaiser, der aus fehlendem

Selbstwertgefühl heraus versuchen musste, sich der Welt zu beweisen – eine fatale Konstellation. Außerdem schwelte in ihm der Hass auf seine Mutter Vicky, die ihn verstoßen hatte, und Psychoanalytiker vermuten, dass dieser Hass sich bei ihm zu einem generalisierten Hass auf alles Englische steigerte – keine guten Voraussetzungen, um zu einem Kaiser des Friedens zu werden. Die Folgen sind bekannt.

Als 1918 der Erste Weltkrieg zu Ende und Deutschland am Boden war, floh Wilhelm still und heimlich nach Holland. Im Exil träumte er davon, irgendwann einmal im Triumph in seine Heimat zurückzukehren. Es sollte nicht mehr dazu kommen. Wilhelm starb 1941, ohne sein Land jemals wiedergesehen zu haben. Die Deutschen brauchten ihn nicht mehr – sie hatten einen anderen Führer gefunden.

KAPITEL 2

Streithammel und Ideologen

Streitbare Menschen und heißblütige Dispute sind in der Medizin durchaus nicht selten. Dies hat mehrere Gründe. Der erste: Mediziner haben ein Studium hinter sich und viel gelernt. Wer aber viel gelernt hat, will dies auch zeigen, und das schafft man wiederum am besten, indem man sich streitet und dem Gesprächspartner klarmacht, dass er im Irrtum ist. Mediziner sind in dieser Hinsicht nicht anders als die übrigen Akademiker. Der zweite Grund liegt im Imagegewinn, den die Medizin und ihre Vertreter im letzten Jahrhundert erlebt haben. Die gestiegene Beliebtheit hat viel damit zu tun, dass die Menschen zunehmend im Hier und Jetzt leben und das Leben genießen wollen, anstatt sich genügsam für das Jenseits aufzusparen. Deswegen wenden sie sich in vielen Lebensfragen nicht mehr an den Priester, den Sachverständigen für die Erlösung in der Ewigkeit, sondern an ihren Arzt, den Hauptzuständigen für ein gesundes Leben im Diesseits. Die Folge: Die Meinung der Ärzte bekommt immer mehr Gewicht, ihre Wartezimmer platzen aus den Nähten. Wer jedoch in besonders starkem Maße gebraucht und um Rat gefragt wird, fühlt sich nicht nur gebauchpinselt, sondern vor allem: im Recht.

Und Rechthaber haben bekanntermaßen eine besonders ausgeprägte Streitkultur.

Der dritte Grund liegt darin, dass es der Medizin trotz aller Bemühungen nicht gelungen ist, sich auf den Status einer exakten Naturwissenschaft zu erheben. Vermutlich geht das auch gar nicht, weil es in diesem Fach um Menschen, also um unvergleichliche Individuen mit individuellen Lebensstilen geht und nicht etwa um Atome, die sich im engen Rahmen von physikalischen Gesetzen bewegen. Und eigentlich ist es auch gar nicht schlimm, wenn Medizin keine exakte Wissenschaft ist, sondern eine Kunst, eine Heil-Kunst eben. Doch so wie es in den Bildenden Künsten viele unterschiedliche Stile gibt, werden auch in der Heilkunst viele unterschiedliche Richtungen vertreten, in der Therapie genauso wie in der Diagnose: Die einen interpretieren wiederkehrende Stimmungstiefs als Zeichen einer Depression, die anderen sehen darin normale Schwankungen im Gefühlsleben; die einen riechen an Atem und Stuhl ihres Patienten, während die anderen eher dem Papierbogen aus dem Elektrokardiogramm vertrauen; die einen schneiden schnell und gründlich, die anderen warten damit, bis es überflüssig geworden und der Patient gestorben ist.

Es gibt weltweit Hunderte verschiedener Heilslehren, die wiederum von ganzen Heerscharen an Ärzten und Ärzteschulen unterschiedlich interpretiert werden. Eigentlich ist auch das nicht weiter schlimm, insofern Vielfalt per se eine gute Grundlage für Fortschritt ist. Das Problem ist jedoch, dass die verschiedenen Heilsansätze oft von – siehe oben! – intoleranten Rechthabern propagiert werden. Sie glauben unbeirrbar an die Richtigkeit ihrer Methode, während sie ihre Gegner als unbelehrbare Ignoranten hinstellen. Nirgendwo sonst in der akademischen Welt geht es so eitel und verschwörerisch und gleichzeitig so unversöhnlich und brutal zu wie auf Medizinerkongressen. Nirgendwo sonst werden Seilschaften so intensiv gepflegt und Anders- und Querdenker so ausdauernd unterdrückt und konsequent ignoriert wie in der Medizin.

Besonders schlimm ist aber, dass diese Streitigkeiten oft auf dem Rücken der Patienten ausgetragen werden. Manchmal werden die Kämpfe sogar direkt an ihren Betten ausgefochten. So zog Dr. Théodore Tronchin, der Arzt des Philosophen Voltaire, posthum das Ansehen seines Patienten in den Schmutz, indem er ihn als jämmerlichen Feigling und gottverlassenen Geisteskranken darstellte. Das Motiv für diese Anfeindungen war in erster Linie Rache – dafür, dass der französische Aufklärer gerne über den Berufsstand der Mediziner gelästert hatte (»Wenn ein Arzt hinter dem Sarg eines Patienten geht, folgt manchmal tatsächlich die Ursache der Wirkung«) und zudem ein scharfer Kritiker des Klerus gewesen war (»Die Götter sind gut, die Priester sind grausam«). Dass Tronchin seinen Patienten posthum entehrte, spricht für sich. Offen bleibt lediglich, ob ihm die Traute oder die Geisteskraft fehlte, um dem Philosophen schon zu Lebzeiten im Streit zu begegnen, oder ob er ihn bloß nicht als zahlungskräftigen Kunden verlieren wollte. Denn Voltaire war nicht nur multimorbid, sondern auch noch reich – und so jemanden gibt man als Arzt nicht gerne auf.

Auch Friedrich Nietzsches Ruf wurde nach seinem Tod von ärztlicher Seite dauerhaft ramponiert. So hält sich bis heute hartnäckig das Gerücht, dass er an Syphilis starb, obwohl niemand jemals klären konnte, wo der enthaltsame Philosoph sich die per Sexualkontakt übertragene Erkrankung überhaupt geholt haben könnte. Verbreiter dieser These waren geltungssüchtige Ärzte, die wussten, dass es genügend Menschen gab, die den Antichristen Nietzsche mit seiner Theorie vom Übermenschen nur zu gerne als pathologischen Irren sehen wollten, der für seine Gottlosigkeit mit einer »Lustseuche« bestraft worden war.

Die beiden Monarchen Ludwig II. und Friedrich III. wurden hingegen schon zu Lebzeiten zum Opfer ärztlicher Eitelkeit und Rechthaberei. Der preußische 99-Tage-König musste sich täglich mehrmals von mehreren Ärzten in seinen krebskranken Hals gucken lassen und sich dann auch noch deren Dispute anhören. Und der bayerische Märchenkönig wurde von einem Ärzteteam für unzurechnungsfähig erklärt, das ihn niemals untersucht und zum Teil noch nicht einmal gesehen hatte. Zum »Dank« dafür nahm Ludwig zumindest einen von ihnen mit in den Tod.

Der englische Premierminister Churchill schließlich ließ sich fit spritzen, weil er sonst den Anforderungen des Politikerlebens nicht hätte standhalten können. Sein Arzt und er hätten daher auch gut ins Kapitel *Fitspritzer und Menschenfreunde* gepasst – einerseits. Andererseits kann man bei seinem Arzt, dem geadelten Lord Moran, durchaus Zweifel anmelden, ob er beim Fitspritzen wirklich nur an das Wohl seines Patienten dachte. So gab er nämlich zu Churchills Lebzeiten voller Stolz zu Protokoll, dass es ihm gelungen sei, die meisten Krankheiten seines Patienten gegenüber der Öffentlichkeit zu verschweigen, um dann jedoch einige Jahre später in einem über neunhundert Seiten starken Buch zahlreiche Details dazu auszupacken. Darf ein echter Lord so etwas machen? Ohne Einblick in die englische Aristokratenseele zu haben, sollte man dazu wohl besser kein Statement abgeben. Denn englische Traditionalisten können noch streitlustiger sein als rechthaberische Mediziner ...

Voltaire: Wenn der Arzt zum Rufmörder wird

»In der einen Hälfte des Lebens opfern wir unsere Gesundheit, um Geld zu erwerben. In der anderen Hälfte opfern wir Geld, um die Gesundheit wiederzuerlangen.« Ein Satz, der nicht gerade von einem Optimisten zu stammen scheint. Er klingt eher nach einem alten Griesgram, nach einer Art Frust-Version von Dagobert Duck, der in seinem Geldspeicher steht und jammert: »Was nutzt mir das ganze Geld, wenn dafür meine Gesundheit ruiniert ist?«

Und in der Tat: Als Voltaire sich im Dezember 1754 in Genf niederließ, hatte er einen gewaltigen Reichtum angehäuft – und trotzdem ging es ihm schlecht. Die Gicht plagte den Sechzigjährigen, und auch die Harnblase machte ihm zu schaffen. Überhaupt fühlte er sich, wie er schrieb, »dem Tode nahe«. Es ist daher verständlich, dass er mit seinem Zustand haderte. Seine Einschätzung jedoch, dass er sein Wohlbefinden beim Geldbeschaffen verloren hätte, zielt daneben. Denn Voltaire hatte für sein Vermögen nie wirklich schuften müssen. Im Unterschied zu den meisten anderen Literaten und Philosophen hatte er großes Talent fürs Finanzielle. Der Umgang mit Aktien, Schuldverschreibungen, Zinsbriefen und Bargeld war für ihn kein Problem, und nun, in höherem Alter, kamen noch Immobilien hinzu. Zunächst kaufte er in Genf für 90 000 Livres (das entspricht heute etwa einer halben Million Euro) eine feudale Villa mit großem Garten, von dem aus er in die Alpen sehen konnte. Dann folgten weitere Luxusherbergen: die Villa Monrion bei Lausanne sowie die Herrschaftshäuser Tournay und Ferney im französischen Grenzgebiet jenseits der

Schweizer Grenze. »Ich habe vier Pfoten, nicht nur zwei«, erzählte Voltaire voller Vergnügen. Eigentlich ideale Voraussetzungen, um noch viele schöne Jahre bis zum Lebensabend zu verbringen. Wenn da nicht die Gesundheit gewesen wäre. Denn die war ruiniert, ohne dass ein Arzt es hätte verhindern können. Und was Voltaire damals noch nicht wusste: Nach seinem Tod würde auch sein Ruf ruiniert werden, und auch dabei würde ein Arzt eine unrühmliche Rolle spielen.

Dass sich der alternde Voltaire in der Umgebung von Genf niederließ, geschah nicht ganz freiwillig. Er war gerade nach einem unerfreulichen Streit mit Friedrich II. aus Preußen zurückgekommen und wollte nach Paris weiterfahren, seiner eigentlichen Heimat. Doch am Hof Ludwigs XV. wollte man den scharfzüngigen Aufklärer nicht haben, wobei diese Ablehnung auch darin wurzelte, dass man in Versailles den mächtigen Preußenkönig nicht verärgern wollte. Also musste sich Voltaire nach einem Exil umsehen, und die Wahl fiel auf Genf, erstens, weil man dort Französisch sprach, und zweitens, weil dort ein damals berühmter Arzt lebte: Théodore Tronchin.

Er war bei den Adligen und Neureichen ein Star, dem geradezu wundersame Heilkräfte zugesprochen und ebenso wundersame Honorare gezahlt wurden. Man muss dem französischen Arzt allerdings anrechnen, dass er seine Dienste nicht nur begüterten Patienten anbot, sondern sich auch bei den Armen blicken ließ und dort auf sein Honorar verzichtete. Außerdem sorgte er dafür, dass Tausende von Menschen gegen Pocken geimpft wurden.

Ansonsten genoss es Tronchin, dass neben Voltaire auch andere Philosophen wie Diderot und Rousseau zu seinen Patienten zählten. Sie gehörten ebenfalls zu den kritischen Stimmen ihrer Zeit, und das passte zum Selbstverständnis des Schweizer Arztes, der sich ebenfalls gerne als jemand sah, der in seinem Fach alte Zöpfe abschnitt. So brach er bewusst mit traditionellen, aus dem Mittelalter kommenden Methoden der Medizin wie etwa der Darmreinigung und dem Aderlass. Tatsache ist jedoch, dass die Ärzte des Mittelalters, wie der Medizinhistoriker Gundolf Keil von der Universität Würzburg betont, »keineswegs die rohen Quacksalber waren, als die sie oft dargestellt werden«. So wurden Patienten zur Ader gelassen, um ihnen bei Infektionen wie etwa der Pest zu helfen – ein durchaus sinnvolles Unterfangen, wie man heute weiß, insofern sich Bakterien umso schlechter vermehren, je weniger Bluteisen sie im Körper vorfinden. Und auch dass man Übergewichtige mit gerötetem Gesicht und feuchter Haut zur Ader ließ, ist aus heutiger Sicht zu vertreten. Denn solche Menschen leiden oft unter Bluthochdruck, und dass der sich senken lässt, indem man Flüssigkeit aus den Adern zieht, liegt bereits physikalisch auf der Hand.

Statt aber auf die althergebrachten Methoden zu vertrauen, setzte Tronchin auf fernschriftliche Diagnosen und Therapien. Damit war er zweifelsohne ein Vorreiter der modernen kontaktfreien Medizin. Viele seiner Patienten sah er selten bis gar nicht, stattdessen übermittelte er ihnen seine Behandlungsstrategien per Brief. So erhielt die Hohenzollern-Prinzessin Marie-Thérèse, die an Venenentzündungen und Krampfadern litt, per Post detaillierte Anweisungen zur Zubereitung von Pflanzen mit abführender und schweißtreibender Wirkung, von denen sie zum großen Teil noch nie gehört hatte. Mit einigen davon hätte sie sich durchaus vergiften können, doch glücklicherweise erreichte sie nicht die dafür erforderlichen Dosierungen.

Bei Voltaire diagnostizierte Tronchin eine gutartige Vergrößerung der Prostata, obwohl dort bereits ein fortgeschrittener Tumor saß. Aufgrund der Schmerzen und der körperlichen Ausgezehrtheit seines Patienten hätte der Arzt dies zumindest erahnen müssen. Zwar wäre er nach damaligem Wissensstand gegen den Tumor machtlos gewesen, doch es gab immerhin schon Möglichkeiten, das Leiden erträglicher zu machen. Stattdessen ließ Tronchin es zu, dass sich Voltaire ein Opiumpräparat besorgte und bei dessen Anwendung beinahe starb.

Voltaire musste sich am Ende damit abfinden, »mit vierundachtzig Lebensjahren und vierundachtzig Krankheiten gesegnet« zu sein. Zwar war dies eine literarisch-ironische Überhöhung, und dass ein Greis in diesem Alter meistens viele Krankheiten hat, wusste auch er. Doch was ihm zu schaffen machte, waren die immer schlimmer werdenden Schmerzen und dass es stetig bergab mit ihm ging, ohne dass irgendeine Heilmethode wirklich anschlug. Als Philosoph machte er jedoch nicht seinen persönlichen Arzt dafür verantwortlich, sondern die Medizin im Allgemeinen. Er begriff, dass sie überschätzt wurde und auch ihrerseits zur Selbstüberschätzung neigte. Ihre eigentlichen Einflussmöglichkeiten seien, so Voltaires Erkenntnis, ausgesprochen gering: »Das Geheimnis der Medizin besteht darin, den Patienten abzulenken, während die Natur sich selbst hilft.« Und weil ihm auch die Natur offenbar nicht so richtig helfen konnte, fügte Voltaire in seiner spöttischen Art noch hinzu: »Wenn ein Arzt hinter dem Sarg eines Patienten geht, folgt manchmal tatsächlich die Ursache der Wirkung.«

Voltaire starb am 30. Mai 1778. Doch damit waren seine Leiden allenfalls biologisch vorbei. Denn noch in der Nacht zum 31. Mai riefen seine Neffen einen Chirurgen, der den Leichnam auf die Einbalsamierung vorbereiten sollte. Bei der Sektion fiel dem Arzt der gigantische Schädelinhalt des Philosophen auf. Die Verwandten hatten nichts dagegen, dass der Chirurg das Gehirn behielt. Das Herz ging an den Marquis de Villette, einen Freund des Philosophen.

Tronchin trat etwa einen Monat später noch einmal

in Erscheinung, indem er einem Freund ausführlich beschrieb, was Voltaire beim Sterben für »ein schreckliches Schauspiel der Verzweiflung und des Wahnsinns« geboten habe. In einer Kirchenzeitschrift hieß es unter Berufung auf Tronchin, der Philosoph sei kurz vor dem Tod in »fürchterliche Unruhe« geraten: »Er rief aus: Ich bin von Gott und den Menschen verlassen! Dann biss er sich in die Finger, steckte die Hände in seinen Nachttopf, fasste, was drin war, und aß es auf.« Wahrhaft unappetitliche Details, die ein zur Verschwiegenheit verpflichteter Arzt nicht hätte weitergeben dürfen. Außerdem widersprechen sie den Berichten anderer Zeugen, denen zufolge Voltaire zwar resigniert, ansonsten aber ruhig, wohlwollend und friedlich entschlief. Er wurde nur einmal aufbrausend – als er nämlich einen Priester abwies, der den vom Glauben abtrünnigen Philosophen rasch noch bekehren wollte.

Bleibt die Frage, warum Tronchin seinen Patienten posthum als Kot fressendes Monster darstellte – ein Bild, das später viele Biographen des Philosophen ungeprüft übernahmen. Es passte jedenfalls präzise zu den Vorstellungen der Kirche, die den Klerus-Kritiker Voltaire sicher nur zu gerne als Wahnsinnigen gesehen hätte, der vom Teufel besessen war und auf dem Sterbebett mit seinem gottlosen Schicksal haderte. Möglich, dass Tronchin diese Fantasien unterfüttern wollte, denn zu seinen zahlungskräftigen Kunden zählten ja auch Mitglieder der klerikalen Elite.

Möglich wäre aber auch, dass Tronchin nach dem Tod Voltaires nachholte, was er zu dessen Lebzeiten als sein Arzt nicht durfte oder aber sich nicht traute: nämlich seine ganze Verachtung auszudrücken, die er dem Philosophen gegenüber hegte. Denn der Schweizer Mediziner war, wie viele in seinem Land, ein überzeugter Christ und Calvinist, für den ein arbeitsames Leben im Dienste Gottes die Erfüllung im Diesseits bedeutete. Voltaire hatte für solche Überzeugungen nur wenig übrig und hielt damit nicht hinter dem Berg. Außerdem verdächtigte Tronchin den Philosophen – zu Unrecht –, antichristliche Pamphlete zu verfassen. Und das reichte, um in seinem Arzt einen grenzenlosen Hass aufsteigen zu lassen, den er zwar nicht offen, dafür aber verdeckt in Briefen an Dritte offenbarte. Als sich Voltaire einmal von einem schweren Bluthusten erholte, schrieb Tronchin: »Er ist noch einmal davongekommen, ich hätte das nicht mehr erwartet. Ich wette, er ist um den Teufel herumscharwenzelt und dieser um ihn, und tut es immer noch.« In anderen Schriftstücken bezeichnete er seinen Patienten als »hasenherzigen Achtzigjährigen, der mit dem ewigen Leben ein wenig zerstritten ist«. Er werde ein »platter Sterbender« sein und Voltaire werde zittern, »doch das ist ja nichts Neues«.

Es spricht also einiges dafür, dass nach Voltaires Tod der fanatische Calvinist endgültig den gewissenhaften Arzt in Tronchin verdrängte. Es wäre nichts Ungewöhnliches, dass blindwütiger Religionseifer über den Respekt siegt, den man dem Anderssein des anderen entgegenbringen muss, wenn das menschliche Miteinander funktionieren soll. Voltaire höchstselbst warnte als einer der Ersten davor: »Der Fanatismus ist das Ergebnis eines falschen Bewusstseins, das die Religion den Launen der Fantasie und der Unberechenbarkeit der Leidenschaften dienstbar macht ... Ich bin überzeugt, dass die christliche Religion seit Konstantin mehr Menschen vernichtet hat, als es heute Einwohner in Europa gibt.«

Der 99-Tage-Kaiser: Der stumme Friedrich und seine Ärzte

Als Kaiser Wilhelm I. am 9. März 1888 für immer die Augen schloss, war er fast einundneunzig Jahre alt. Ein nicht nur für damalige Verhältnisse biblisches Alter, das er selbst sich wohl am wenigsten zugetraut hätte. Denn seit seinem Antritt als König von Preußen 1861 hatte man vier Attentate auf ihn verübt. Das letzte lag gerade mal fünf Jahre zurück und war nur gescheitert, weil ein Regenguss die ihm zugedachte Bombe entschärfte. Doch sonderliche Krankheiten hatte es in seinem Leben nie gegeben. Sein Volk liebte ihn, weil er nicht nur charakterlich, sondern auch körperlich wie eine deutsche Eiche erschien: knorrig, wetterfest und aufs Wesentliche bedacht. Ein echter Preuße eben.

Der »Erbgut- und Familienlogik« nach hätte sein Sohn und Thronerbe Friedrich III. von ähnlich robuster Verfassung sein müssen. Denn auch Wilhelms Frau Augusta war auf dem besten Wege, die achtzig zu überschreiten. Sie saß zwar seit einem Sturz im Rollstuhl, doch das hinderte sie nicht, ihren Pflichten nachzukommen. Aber ihrem Friedrich wurde diese »gnadenlose« Gesundheit seiner Eltern verwehrt. Als er an jenem 9. März seinem Vater auf den Thron nachfolgte, war er ein todkranker Mann. Ihm blieben noch neunundneunzig Tage – zu wenig, um ernsthaft in die Politik eingreifen zu können. Und schuld daran waren seine Ärzte.

Friedrichs Krankengeschichte begann in einem rauen Januar des Jahres 1887. Er war bereits fünfundfünfzig Jahre alt und immer noch Kronprinz, und zwar in einer Doppelrolle für Deutschland und Preußen. Im benachbarten Österreich war der gleichaltrige Franz Joseph schon lange Kaiser und auf der Höhe seiner Macht. Kein leichtes Schicksal für Friedrich also, und jetzt kam auch noch eine hartnäckige Heiserkeit hinzu. Die Umgebung des Prinzen machte sich zunächst keine Sorgen, denn das ständige Räuspern war man von ihm ohnehin gewohnt. Außerdem hatte der alte Wilhelm am Neujahrstag sein achtzigjähriges Jubiläum in Diensten des Militärs gefeiert; dabei hatte auch sein Sohn einige Stunden in der Winterkälte verbringen müssen, um Paraden abzunehmen und irgendwelchen Freiluftansprachen zu lauschen. Es war also naheliegend, dass er sich dort schlichtweg erkältet hatte.

Doch zwei Monate später war die Heiserkeit immer noch nicht verflogen. Am 6. März erschien daher Professor Carl Gerhardt im Potsdamer Regentenhaus. Er war einer der Chefärzte an der Berliner Charité und nahm sofort eine Kehlkopfspiegelung vor. Sein Befund: Die Stimmbänder des Prinzen waren gerötet, und am Rand des linken Stimmbandes war eine »blasse, lappenartige Hervorragung« zu erkennen. Sie sei, so der Arzt, die Hauptursache für Friedrichs Heiserkeit. Als Therapie wählte er die Operationsmethode der »Galvanokaustik«. Dabei wurde der Rachen zunächst mit Kokain (es war gerade erst entdeckt worden und musste für alles Mögliche herhalten) betäubt, anschließend wurden die Wucherungen mit einer glühenden Drahtschlinge abgebrannt. Ein äußerst unangenehmes Prozedere, das in den nächsten Wochen noch mehrere Male wiederholt wurde. Friedrich konnte sich während dieser Zeit nur noch im Flüsterton verständlich machen – was für jemanden, der mit preußischem Drill aufgewachsen war, eine eher ungewöhnliche Erfahrung gewesen sein muss.

Überhaupt ging es ihm durch die Behandlungen des Galvanokaustikers keinesfalls besser. Es kamen sogar noch Schluckbeschwerden hinzu. Frustriert fuhr Friedrich nach Bad Ems, um dort in den waldigen

Bergen und Rebenhügeln Genesung zu suchen. Doch auch das half nicht.

Der ratlose Professor Gerhardt zog seinen Kollegen Ernst von Bergmann zu Rate, einen ausgewiesenen Krebsspezialisten. Dessen Diagnose lautete: Kehlkopfkrebs. Der Patient müsse sofort operiert, sein Kehlkopf gespalten und die bösartige Geschwulst entfernt werden. Er betonte, dass diese Eingriffe schon sehr bald erfolgen müssten. Doch die Leibärzte der Kaiserfamilie wollten von diesem »sehr bald« nichts wissen. Sie beschlossen, noch die Meinung eines Kehlkopfspezialisten aus England einzuholen: Dr. Morell Mackenzie. Vermutlich kam diese Entscheidung nicht von ungefähr. Denn die Schwiegermutter des Prinzen war Queen Victoria von England, und die hegte ein starkes Misstrauen gegenüber deutschen Medizinern. Man muss davon ausgehen, dass sie angeregt hatte, einen englischen Arzt nach Potsdam zu holen.

Sir Mackenzie war das, was man heute einen Promi-Arzt nennen würde. Er hatte sich seinen Ruf nicht durch exzellente Forschungsarbeiten oder bahnbrechende Erfolge in Diagnose oder Therapie erarbeitet, sondern durch das konsequente Behandeln von illustren Persönlichkeiten der damaligen Zeit. Er war intelligent und eloquent, aber auch eitel und keineswegs bescheiden. Der Adel und andere Berühmtheiten rannten ihm jedenfalls die Türen ein und reichten Mackenzie herum wie einen Popstar. Sein Jahresverdienst wurde auf über 12 000 Pfund geschätzt, in der heutigen Kaufkraft etwa zwei Millionen Euro. Andererseits behandelte Mackenzie auch mittellose Schullehrer, Sänger, Schauspieler und Tagelöhner, ohne einen Penny dafür zu verlangen, zudem war er ein Verfechter der beruflichen Gleichberechtigung der Frau. »Er hegte gegenüber allen berufstätigen Frauen eine tiefe Sympathie und dachte sehr unbefangen über ihr Berufsleben«, erzählte später seine Tochter Ethel. Für damalige Verhältnisse war das ebenso ungewöhnlich wie mutig. Mackenzie war eben eine schillernde Persönlichkeit im wahrsten Sinne des Wortes. Er wollte überall glänzen, also auch dort, wo sonst nur wenig Glanz war.

Als er am 20. Mai 1887 bei Friedrich zur Diagnose schritt, erwarteten seine deutschen Kollegen, dass er die Krebsdiagnose und die daraus folgende Notwendigkeit einer Operation bestätigen würde. Doch diesen Gefallen tat er ihnen nicht. Er überraschte vielmehr mit der Mitteilung, dass er das Kehlkopfgeschwür des Prinzen für gutartig halte, in jedem Fall aber die mikroskopische Analyse einer Gewebeprobe empfehle, bevor das Skalpell – möglicherweise voreilig – zum Einsatz komme. Die deutschen Ärzte waren verdutzt bis entsetzt, taten aber, was der englische Kollege wollte. Denn er war eine Koryphäe in Kehlkopfangelegenheiten und eben auch ein Protegé der königlichen Schwiegermutter. Also wanderte eine Gewebeprobe des Prinzen-Kehlkopfs in die Berliner Charité zu Professor Rudolf Virchow, jenem legendären Pathologen, nach dem heute in Deutschland viele Straßen und Plätze benannt sind. Schon zwei Tage später lag das Ergebnis der Untersuchungen vor: Auch Virchow konnte keine verlässlichen Anzeichen für ein bösartiges Krebsgeschwür erkennen. Er sprach vielmehr von einer warzigen Wucherung auf den Stimmbändern, einer Pachydermia Laryngis (den Begriff hatte Virchow selbst einige Jahre zuvor erfunden).

Bis heute wird darüber gerätselt, was diesen ausgewiesenen Fachmann zu einer solchen Fehldiagnose brachte – denn dass seine Einschätzung falsch war, sollte sich später zweifelsfrei herausstellen. Eine mögliche Erklärung: Mackenzie, der ja die Gewebeentnahme durchgeführt hatte, hatte dem Pathologen ein Stück Kehlkopfgewebe gegeben, das nicht von den erkrankten, sondern von den noch gesunden Teilen des Organs stammte. In diesem Fall wäre Virchow bewusst getäuscht worden; er hätte etwas untersucht, was gar keine Aufschlüsse über die Erkrankung liefern konnte. Eine andere Erklärung könnte in den politischen Idealen des Mediziners zu finden sein. Denn Virchow war nicht nur Arzt, sondern auch ein bedeutender Politiker. Er war ein entschiedener Liberaler und als solcher ein glühender Verehrer von Friedrich, der für seine weltoffenen und moderaten Ansichten bekannt war und als Hoffnung des Jahrhunderts galt. Die Diagnose »Krebs«

hätte für Virchow bedeutet, dass sein großer politischer Hoffnungsträger bald nicht mehr sein würde. Möglich, dass er sie deswegen einfach ausblendete. Oder aber Virchow erkannte den Krebs, verschwieg ihn aber, um dem Prinzen nicht seine Chancen auf die Thronfolge zu verbauen. Denn wer konnte schon sicher sein, dass man einen offensichtlich Todkranken nicht von der Thronfolge ausschließen würde?

Jedenfalls war mit dem Statement der deutschen Koryphäe der ursprüngliche Krebsverdacht endgültig zu den Akten gelegt. Die Hofärzte verstummten, und auch Professor von Bergmann, der immer noch an ein bösartiges Geschwür glaubte, nickte nur müde ab, dass Mackenzie den Prinzen für einen Kuraufenthalt an die Südküste Englands schickte.

Dort ging es dem Patienten zunächst tatsächlich besser. Er konnte sogar an den Feierlichkeiten zum fünfzigjährigen Regierungsjubiläum seiner Schwiegermutter teilnehmen. Niemand dachte damals daran, dass der aufrechte, kräftige Mann mit dem federnden Gang und der gesunden Gesichtsfarbe bereits dem Tod geweiht war.

Schon bald kehrten Heiserkeit und Schluckbeschwerden zurück. Friedrich bereiste, angeleitet von Mackenzie, nun das südliche Europa, um durch die milde Seeluft Linderung zu erfahren: Venedig, Lago Maggiore, San Remo ... Doch nichts half, es wurde sogar alles noch schlimmer. Ende Oktober verlor der Prinz endgültig seine Stimme, und er konnte sich fortan nur noch flüsternd oder per Schreibstift verständlich machen. Aber auch mit seinem Allgemeinbefinden ging es bergab: Sein Hals war permanent geschwollen, während der Rest des Körpers zusehends abmagerte.

Anfang November wurde Friedrich noch einmal von Mackenzie untersucht: Jetzt konnte auch jener den Krebs nicht mehr wegleugnen und setzte seinen Patienten davon in Kenntnis. Friedrich nahm die Nachricht offenbar mit einer beeindruckenden Gelassenheit auf. »Ich sah niemals jemanden«, schrieb Mackenzie in seinem Bericht, »der sich unter ähnlichen Umständen mit solchem schlichten Heldenmut benommen hätte.« Später nannte er seinen Patienten »Frederic the Noble«. Ein Titel freilich, für den sich der Geehrte nichts mehr kaufen konnte.

Viele deutsche Zeitungen kritisierten damals, dass der Prinz von einem Engländer behandelt wurde. Auf diesen öffentlichen Druck hin ließ Mackenzie Mitte November ein Komitee aus deutschen Ärzten einberufen. In der Folge musste der Prinz täglich zwei oder drei Untersuchungen über sich ergehen und seinen Rachen dabei jedes Mal von diversen Geräten malträtieren lassen. Man kann sich leicht ausmalen, dass dies seinen Gesundheitszustand nicht gerade verbesserte. Hinzu kam, dass sich die Ärzte fortwährend stritten. Als einer von ihnen das Kehlkopfleiden als Folge einer verschleppten Infektion interpretierte, wurde dies von einem seiner Kollegen als »altes Weibergeschwätz« beschimpft – ein Hinweis darauf, dass Friedrichs Ärzte weniger mit ihm und seiner Krankheit als mit internen Rangkämpfen beschäftigt waren.

Schließlich kamen die Mediziner aber doch irgendwie zu einem Konsens, und sie schafften es auch, den Prinzen und die Öffentlichkeit darüber zu informieren: »Nach wiederholten, eingehenden Untersuchungen sind die versammelten Ärzte vollkommen klar, dass es sich bei Seiner Kaiserlichen Hoheit um Krebs des Kehlkopfes handelt.« Die Katze war endlich aus dem Sack. Doch für sinnvolle Therapien war es schon längst zu spät. Selbst eine Entfernung des ganzen Kehlkopfes würde nichts mehr bringen, sondern den kommenden Kaiser bloß unwiderruflich auf stumm schalten. Dies wusste auch Friedrich, und so lehnte er die Operation ab. Er einigte sich jedoch mit den Ärzten darauf, dass man ihm, sofern der Tumor ihm nicht mehr genügend Luft zum Atmen ließe, einen Luftröhrenschnitt setzen dürfe.

Dieser Schnitt, die sogenannte Tracheotomie, erfolgte am 10. Februar 1888. Mackenzie und von Bergmann stritten sich danach um die Frage, ob dem Patienten zum Atmen die Kanüle eines deutschen oder eines englischen Herstellers in die Luftröhre geschoben werden sollte. Zur Schlichtung dieses aberwitzigen Disputs wurde am Ende sogar ein Lungenspezialist aus Straßburg geholt.

Immerhin: Der Luftröhrenschnitt verschaffte Friedrich eine Gnadenfrist, so dass er am 9. März das Thronerbe seines Vaters antreten konnte – als erster und einziger stummer König in Preußens Geschichte. Immerhin erließ er direkt einige Proklamationen, in denen seine liberale und auf Frieden zielende Grundhaltung zum Ausdruck kam. Auch besorgte er die Entlassung von Innenminister Robert von Puttkamer, der gerade dabei war, die preußischen Behörden von linken und liberalen Kräften zu säubern. Doch Friedrich blieb nicht mehr genug Zeit, dem Kurs seines Landes eine wirkliche Wende zu geben. Im Juni wurde er bereits künstlich ernährt, indem man Brei in seine Speiseröhre flößte. Am 10. Juni sagte ihm Mackenzie: »Es tut mir leid, Sir, ich muss sagen, dass Sie keine Fortschritte machen.« Der Kaiser schob ihm daraufhin einen Zettel zurück: »Es tut mir leid, dass ich keinen Fortschritt gemacht habe.« Fünf Tage später war er tot. Die Autopsie ergab zweifelsfrei, dass er am Kehlkopfkrebs gestorben war. Den Thron bestieg sein Sohn, Wilhelm II. Auch er ein kranker Mann, der jedoch seine gesundheitlichen Probleme durch militärische Großmannssucht kompensierte und dadurch mithalf, Deutschland in den Ersten Weltkrieg zu treiben. Durchaus möglich, dass eine längere Regentschaft Friedrichs III. zumindest an der Zwangsläufigkeit dieser Katastrophe etwas geändert hätte. Doch seine Ärzte sorgten mit dafür, dass diese Chance ungenutzt verstrich.

Die Geschwulst im Hirn des Genies:
Warum Nietzsche nicht an Syphilis starb

»Er saß gewöhnlich in der Sofa-Ecke und betrachtete seine Hände, wie als ob er sich wundere, dass sie noch zu ihm gehören. Nur selten hat er die volle Aufmerksamkeit beim Anhören eines anderen ... Bewundernswürdig bleibt die Ausdauer der alten Frau Pastor; das Wissen um die Nutzlosigkeit ihrer Bemühungen hat noch keinen Augenblick abschwächend auf ihren Eifer gewirkt.«

Der Brief des Schriftstellers und Komponisten Heinrich Köselitz, geschrieben am 26. Februar 1892, klang desillusionierend. Denn mit Nietzsche ging es unaufhaltsam bergab. Der Philosoph des *Übermenschen*, der sich von Moral, Mitleid und Vernunft losspricht und stattdessen der »Stimme des Leibes« gehorcht, war nur noch ein hoffnungsloser Pflegefall, der ohne das Mitleid der anderen zum Sterben verurteilt wäre.

Vor allem Nietzsches Mutter nahm sich des Kranken an. Während nicht wenige aus ihrer Umgebung glaubten, dass Gott ihren Friedrich für seine antichristlichen Thesen mit Stumpf- und Wahnsinn abgestraft habe, hielt sie ihn für »einen lieben Patienten, der nicht die geringste Angst einflößt, den man immer liebkosen möchte, was auch reichlich geschieht und ihm wohlzutun scheint«. Doch Franziska Nietzsche konnte nicht mehr viel für ihn tun. Sie starb am

20. April 1897, und ab diesem Moment wurde das Leben ihres Sohnes endgültig zu einer Tragödie. Denn jetzt kümmerte sich seine Schwester Elisabeth um ihn. Sie machte aus ihrem apathisch-wehrlosen, aber immer berühmter werdenden Bruder ein Schaustellungsstück für die Öffentlichkeit: Ihm wurde ein weißes Laken übergezogen, seine geistige Abwesenheit als Zustand mystischer Überhöhung verklärt – und fertig war der Guru für eine bessere Welt. Doch damit nicht genug: Als überzeugte Judenhasserin sorgte Elisabeth gleich noch dafür, dass man die Übermensch-Philosophie ihres Bruders zur Basis-Ideologie der Faschisten uminterpretierte. Der umnachtete Friedrich konnte nichts dagegen tun.

Fast sein gesamtes erwachsenes Leben war Nietzsche nicht bei voller Gesundheit. Er berichtete von »heftigem Rheumatismus, der aus den Armen in den Hals kroch, von da in die Backe und in die Zähne« und von »stechendsten Kopfschmerzen«. Immer wieder musste er sich erbrechen, und auch die Augen machten ihm zu schaffen: »Ich bin nächstens entweder blind oder tot.« Die Ärzte vermuteten eine Migräne, konnten ihm aber nicht helfen. Die Beschwerden wurden so schlimm, dass Nietzsche 1879 – im Alter von nur fünfunddreißig Jahren – seine Philologie-Professur in Basel aufgeben musste. Resigniert stellte er fest: »Man muss für seinen Arzt geboren sein, sonst geht

man an seinem Arzt zugrunde.« Auch sein schriftstel-
lerisches Schaffen änderte sich. Längere Texte waren
ihm aufgrund seiner Kopfwehattacken und Sehstörungen nicht mehr möglich, er verlegte sich auf Aphoris-
men. Sie sollten zu seinem Markenzeichen werden.
Philosophiestudenten sind heute noch dankbar dafür,
weil sie sich bei Nietzsche – im Unterschied zu Kant,
Marx oder Hegel – nicht durch langatmige Texte quälen müssen.

Die Frühpension besserte Nietzsches Zustand nur
kurzfristig. Bereits acht Jahre später waren Freunde
entsetzt, wie schlecht es ihm ging: »Das war nicht
mehr die stolze Haltung, der elastische Gang, die flie-
ßende Rede von ehedem«, berichtete Paul Deus-
sen, der den Philosophen seit gemeinsamen Schulzei-
ten kannte. »Nur mühsam und etwas nach der Seite
hängend, schien er sich zu schleppen, und seine Rede
wurde oft schwerfällig und stockend.« Im Januar 1889
weilte Nietzsche in seinem geliebten Turin. Dort ereilte
ihn die letzte Krise, aus der es kein Erwachen mehr
gab.

Die geistige Umnachtung äußerte sich in brieflichen
Ankündigungen, dass er den Papst ins Gefängnis stecken sowie Bismarck und Kaiser Wilhelm erschießen
lassen wolle – als Unterschriften wählte er »Dionysos«
oder »Der Gekreuzigte«. Außerdem tanzte Nietzsche
nackt in seinem Hotelzimmer und forderte die Wirtsleute auf, alle Bilder von den Wänden zu entfernen, da-

mit es mehr nach einem Tempel aussähe. Nachts tobte er in wilder Raserei am Klavier, tagsüber hielt er Monologe darüber, warum er der Nachfolger des »toten Gottes« sei. Einmal mussten ihn die Wirtsleute von der Polizeiwache abholen, weil er auf der Straße für öffentliche Tumulte gesorgt hatte. Ob er dabei tatsächlich einem vom Kutscher ausgepeitschten Esel um den Hals gefallen war, wie die Legende erzählt, ist eher unwahrscheinlich – Nietzsche galt nicht gerade als Tierfreund. Ein Gespräch mit ihm war kaum noch möglich. Sein Freund Franz Overbeck notierte: »Er, der unvergleichliche Meister des Ausdrucks, war außerstande, selbst die Entzückungen seiner Fröhlichkeit anders als in den trivialsten Ausdrücken oder durch skurriles Tanzen und Springen wiederzugeben.«

Ein deutscher Arzt namens Dr. Baumann stellte noch in Turin eine vernichtende Diagnose: Hirnschwäche. Er hatte Nietzsche nur ein einziges Mal für ein paar Minuten gesehen. Dabei war ihm aufgefallen, dass sein Patient ständig nach Essen verlangte. »Und dabei ist er nicht imstande, etwas zu leisten und für sich zu sorgen, behauptet, ein berühmter Mann zu sein, verlangt fortwährend Frauenzimmer.« Starker Appetit auf Essen und Sex, Prahlereien und Selbstüberschätzung – gemäß diesen Kriterien müsste man wohl mehr als fünfzig Prozent aller Männer eine Hirnschwäche attestieren. Doch obwohl Baumanns Diagnose eher dem Urteil eines Schnellgerichts entsprach als einer echten Expertenmeinung, wurde sie fortan kaum angezweifelt. Der Neurologe und Psychiater Wilhelm Lange-Eichbaum ging später sogar noch einen Schritt weiter: »Nietzsche war ein vollkommen ausgebrannter Krater und muss als verblödet bezeichnet werden.«

Lange-Eichbaum war es auch, der jene Erklärung für die Geistesschwäche des Philosophen in die Weltgeschichte einmauerte, die bis heute zum allgemeinen Bildungsgut gehört: Syphilis. Die Lues-Infektion hätte dem Denker zunehmend das Gehirn zerstört und ihn in den Wahnsinn getrieben. Das Problem dabei: Syphilis kann man sich nur beim Sex holen – und Nietzsche galt eher als schüchtern und enthaltsam. Doch auch hier hatte Lange-Eichbaum eine Erklärung parat: Der Philosoph habe sich die Krankheit bereits in jungen Jahren im Bordell geholt. Beweise dafür hat Lange-Eichbaum nicht liefern können. Zwar war Nietzsche als Moralkritiker der Prostitution prinzipiell gewogen und fantasierte später im Irrenhaus von »vierundzwanzig Huren«, die um sein Bett kreisen. Doch er selbst hat die sexuellen Dienstleistungen wohl nie genutzt. Als er einmal als junger Mann in ein Kölner Bordell geriet, setzte er sich flugs ans Klavier, um die Angestellten und Gäste des Etablissements mit seinen Musikerqualitäten zu unterhalten. Mehr passierte jedoch nicht. Ob weitere Puffbesuche stattfanden, ist bis heute ungeklärt, und Nietzsches Verhältnisse zu Frauen aus seiner Umgebung blieben stets ohne sexuellen Vollzug.

Man kann getrost davon ausgehen, dass er jungfräulich starb.

Doch selbst wenn der extrem schüchterne Denker doch einmal zum Zug gekommen wäre, hätte das für die Entstehung seiner Krankheit vermutlich keine Bedeutung gehabt. Denn, so Leonard Sax vom Montgomery Center in Maryland, »die Syphilis-These ist bei näherer Betrachtung der Fakten nicht aufrechtzuerhalten«. Der amerikanische Medizinpsychologe fand vielmehr heraus, dass in Nietzsches Fall viele typische Lues-Symptome überhaupt nicht feststellbar waren: »So fehlte beispielsweise das für die Erkrankung typische Zittern der Zunge.« Auch zeigte der Patient zunächst noch keine Hinweise auf eine schleppende Sprache oder ein ausdrucksloses Gesicht. Nach seinem Turiner Zusammenbruch konnte er noch lange Zeit sprechen und schreiben. Dafür notierten die Ärzte unterschiedliche Pupillengrößen, doch auch dies taugte nicht zur Diagnose einer Syphilis, so Sax, »denn Nietzsche hatte schon als Kleinkind unterschiedlich große Pupillen«. Zu denken gibt weiterhin, dass Nietzsche nach seinem geistigen Zusammenbruch 1889 noch elf Jahre lang lebte – weitaus länger, als es damals, als man noch kein Antibiotikum kannte, bei einem Syphilis-Patienten denkbar gewesen wäre. Denn der starb damals in der Regel rund fünf Jahre nach Ausbruch der Krankheit.

Sax vermutet, dass Nietzsches Demenz eher durch

einen Hirntumor in der Nähe des rechten Sehnervs ausgelöst wurde. Hierfür sprechen vor allem die rechtsseitigen Kopfschmerzen, mit denen der Denker zeitlebens zu kämpfen hatte, und die Sehstörungen: Nietzsche war schon lange vor seinem geistigen Zusammenbruch auf dem rechten Auge praktisch blind. Einen Grund dafür konnten die Ärzte seinerzeit nicht finden, es lag weder ein angeborener Augenschaden vor, noch konnte ein Infekt die Ursache sein – an einen Hirntumor dachte man damals noch nicht.

Bleibt die Frage, wie sich die Syphilis-These, obwohl keineswegs überzeugend, bis heute halten konnte. Die erste Antwort darauf liegt im Verhalten von Nietzsches Schwester Elisabeth. Nach dem Tod ihres Bruders verbot sie nämlich die Autopsie, weil eine Leichenschau nicht zum Bild des perfekten Heiligen gepasst hätte. Nietzsche wurde bestattet, ohne dass ein Pathologe ihn noch einmal gesehen hatte – damit wurde eine große Chance vertan, Klarheit über seinen tragischen Abgang zu bekommen.

Die zweite Erklärung für die Hartnäckigkeit der Syphilis-These lautet, dass es immer wieder Ärzte gibt, die sich, sofern es ihrer Karriere dient, als Sprachrohr von Halbwahrheiten hergeben und dabei ihre wissenschaftlichen Ansprüche hinter sich lassen. Es war der bereits erwähnte Psychiater Lange-Eichbaum, der 1946 Nietzsches syphilitischen Wahnsinn als unbestreitbare Wahrheit festschrieb: »Kein erfahrener Psychiater kann an dieser Diagnose zweifeln.« Sein Buch hieß *Nietzsche. Krankheit und Wirkung* und hatte den Anspruch, »unwiderlegbare Beweise« für die syphilitische Geistesschwäche des Philosophen zu liefern. Tatsächlich aber verfügte Lange-Eichbaum über keinerlei wissenschaftliche Fakten, als Basis für sein Theoriegespinst hatte er bloß ein paar unbestätigte Gerüchte. Doch um wissenschaftliche Exaktheit ging es ihm ja auch gar nicht. Vielmehr sah er seine Chance gekommen, und die wollte er nutzen. Denn gerade waren der Zweite Weltkrieg und die Naziherrschaft zu Ende gegangen, und die Menschen warteten darauf, dass ihnen jemand die Gräueltaten der letzten Jahre erklärte. Es war die Zeit des Nachbereitens, das Unfassbare musste intellektuell aufgearbeitet werden, und da war man dankbar für einen Psychiater, der Hitler und seinen Ideenlieferanten Nietzsche als des Wahnsinns fette Beute »entlarvte«. Denn auf diese Weise erklärte man nicht nur das Unfassbare, sondern befreite auch die vielen Mitläufer und Stillhalter des Dritten Reichs von ihrer Mitschuld, nach dem Muster: Wer hätte schon einen Wahnsinnigen aufhalten können …?

Lange-Eichbaum konnte sicher sein, mit seiner Syphilis-Geschichte offene Türen einzurennen. Und sie verschaffte ihm in der Tat einen so guten Ruf, dass man ihn jahrzehntelang ohne jegliche Bedenken zitierte. Erst Anfang dieses Jahrtausends wurden erste Zweifel laut. Doch noch sind sie offenbar nicht laut genug, denn Nietzsches Syphilis wird in Büchern und Vorlesungssälen nach wie vor als Tatsache gehandelt. Der große Nihilist hatte also offenbar doch recht, als er sagte: »Das Halbwissen ist siegreicher als das Ganzwissen: Es kennt die Dinge einfacher, als sie sind, und macht daher seine Meinung fasslicher und überzeugender.«

Doppeltod am Starnberger See: Der irre Ludwig und sein irrender Arzt

Die Frühsommersonne stand hoch über München und über seiner Irrenanstalt, als vier Ärzte am 8. Juni 1886 eine Urkunde der ganz besonderen Art unterzeichneten. Es handelte sich nämlich um ein Gutachten, das König Ludwig II. von Bayern für unzurechnungsfähig und unheilbar krank erklärte: »Seine Majestät sind in sehr fortgeschrittenem Grade seelengestört, und zwar leiden Allerhöchstdieselben an jener Form der Geisteskrankheit, die den Irrenärzten aus Erfahrung wohl bekannt mit dem Namen Paranoia (Verrücktheit) bezeichnet wird.« Damit war der Weg frei, »Allerhöchstdieselben« vom Thron zu entfernen und durch jemand anderen zu ersetzen. Die vier Mediziner hatten also quasi eine medizinisch legitimierte Entlassungsurkunde angefertigt, um den aktuellen Monarchen Bayerns rechtmäßig entsorgen zu können.

Nun kommt es natürlich auch in den besten Familien vor, dass ein Mensch entmündigt wird. Das Besondere an Ludwigs Entmündigung war jedoch, dass keiner seiner Gutachter ihn auch nur ein einziges Mal untersucht hatte. Drei der Mediziner wussten am Tag zuvor noch nicht einmal, was sie unterschreiben sollten. Denn das Gutachten wurde vom Vierten im Bunde, Klinikchef Bernhard von Gudden, ganz allein erstellt, in einer einzigen Nacht, nachdem er am Abend zuvor noch seinen zweiundsechzigsten Geburtstag gefeiert hatte. Auch er hatte König Ludwig nur einmal flüchtig gesehen, aber nicht eingehend untersucht; sein Gutachten beruhte allein auf der Grundlage unpräziser Zeugenaussagen.

Doch zu jener Zeit achtete in Bayern kaum jemand auf solche Details. Den politischen Kreisen ging es allein darum, König Ludwig II. zu entmachten, ohne ihn umzubringen. Zunächst lief auch alles nach Plan. Wenig später allerdings kam Ludwig doch noch ums Leben – und er nahm seinen Gutachter Professor von Gudden gleich mit in den Tod.

Schon im Alter von einem Jahr musste Ludwig seine erste lebensbedrohliche Krankheit überstehen. Er litt unter hohem Fieber und starken Schmerzen – vermutlich hatte er sich bei seiner Amme mit einer Hirnhautentzündung angesteckt. Sein Überleben stand auf der Kippe, doch er kam davon. Und das offenbar ohne größeren Schaden: Der junge Prinz entwickelte sich danach prächtig. Nur seine kindlichen Interessen lagen nicht dort, wo seine Eltern, der pflichtbewusste Trachten-Fan König Maximilian und die tiefreligiöse Bergsteigerin Marie, sie gerne gesehen hätten. Denn Ludwig verspann sich zusehends in eine Traumwelt, die ihm durch Bücher und das Theater eröffnet wurde.

Mit siebzehn Jahren ging er an die Universität, um dort Philosophie, Physik und Chemie zu studieren. In dieser Zeit traf er erstmals Otto von Bismarck. Der preußische Ministerpräsident fand den bayerischen Thronfolger durchaus sympathisch, ihm fiel aber auch dessen gelegentliche Geistesabwesenheit auf. Im Herbst 1863 wurde Ludwig von schwerem Fieber befallen. Es dauerte drei Monate, was auf eine schwere Krankheit hinweist – Näheres wurde jedoch nicht bekannt.

Am 10. März 1864 starb Vater Maximilian, und der gerade genesene Ludwig wurde König von Bayern. Offenbar setzte ihn dieses Ereignis stark unter Stress, denn plötzlich war auch das Fieber wieder da. Und mit ihm traten unerträgliche Schmerzen im Gesicht auf. Die Ärzte diagnostizierten eine Neuralgia supraorbitalis, also einen Nervenschmerz oberhalb von Augen und Nasenwurzel. Sie fanden damit lediglich einen lateinischen Ausdruck für das, was der geplagte König selbst nur zu gut spürte, mehr fiel ihnen dazu nicht ein. Die übrigen Menschen in Ludwigs Umgebung beobachteten allerdings, dass der frisch Gekrönte fortan gestelzt und bewusst hoheitsvoll einherschritt und außerdem heftige Gemütsschwankungen an den Tag legte: Er konnte starkes Interesse für etwas zeigen und im nächsten Moment finster ins Leere starren.

Ludwig wurde mit den Jahren immer menschenscheuer, seine Regierungsgeschäfte pflegte er nur noch von Oberbayern aus zu führen. 1867 verlobte er sich mit Sophie, der jüngeren Schwester der österreichischen Kaiserin – nur, um die Verbindung noch im gleichen Jahr wieder zu lösen. Gleichzeitig unterhielt er intensive und schwärmerische Beziehungen zu Männern, die er jedoch ebenso abrupt wieder beendete. Im katholischen Bayern kam all das natürlich nicht gut an. Es entstanden die ersten Gerüchte, wonach der König nicht ganz bei Sinnen sei. Sophie indessen trug den Ausfall der Hochzeit mit Fassung, denn sie hatte sich schon drei Tage nach der Verlobung in einen Münchner Kaufmann verliebt …

1876 war der bayerische König praktisch aus der Öffentlichkeit verschwunden. Er hatte fast nur noch Kontakt zu untergeordneten Lakaien, die Minister mussten ihn manchmal in entlegenen Berghütten aufspüren, wenn sie Unterschriften von ihm haben wollten. Vom ehemals hübschen und markanten Jüngling war nichts mehr übrig. Im Alter von knapp über dreißig Jahren war Ludwig bereits ein gealterter, aufgedunsener, zahnloser und nervöser Quartalssäufer, der ein abgehobenes und künstlich wirkendes Verhalten an den Tag legte. Seine Stimmungen schwankten immer stärker, seine Aggressionen wurden heftiger. Er mokierte sich über die »Dummheit«, »Borniertheit«, »Geistlosigkeit« und »Ganshaftigkeit« seiner Mutter und ließ seine Diener mit Arrest, Essensentzug und Schlägen bestrafen, wenn er nicht zufrieden mit ihnen war. Gelegentlich besuchte er einfache Kneipen, um sich unerkannt unters »gemeine Volk« zu mischen, doch wenn es ihm zu bunt wurde, sorgten seine Leibwächter dafür, dass schließlich nur noch er allein in der Schenke saß.

Insgesamt war Ludwigs Lebensstil verschwenderisch. Luxusbauten wie etwa die Schlösser Neuschwanstein, Linderhof und Herrenchiemsee waren aus dem normalen Landesbudget nicht zu finanzieren, weswegen der Monarch tatsächlich Bankeinbrüche und andere kriminelle Aktionen plante. Allerdings fand deren Umsetzung nicht einmal ansatzweise statt. Aber auch so war Ludwigs Ruf schon ruiniert. Er galt als politisch und finanziell untragbar, und darin herrschte unter bayerischen Politikern eine bemerkenswerte Einigkeit. Doch wie konnte man einen eigentlich unkündbaren König abservieren? Es kam die große Zeit des Professor Bernhard von Gudden.

Der in Kleve geborene Psychiater war Leiter der Münchner Irrenanstalt und galt als Koryphäe auf seinem Gebiet. Diesen Ruf hatte er sich in erster Linie durch sein besonderes Geschick verschafft, hochqualifizierte Mitarbeiter um sich zu scharen und deren Erfolge auf sein Konto zu verbuchen. Außerdem war er bei vielen Kongressen zu sehen und ein Meister im Eintreiben von Sponsorengeldern. Nicht zu vergessen ist aber auch, dass Gudden ein ausgesprochen hart arbeitender Mensch war: Er war ein fleißiger Faktensammler und arbeitete oft bis in die tiefe Nacht.

Die Fähigkeit zur Nachtarbeit war beim Gutachten zu Ludwig II. von großem Nutzen. Denn sein Auftraggeber, der Ministerratsvorsitzende Johann Lutz, wollte das Manuskript so schnell wie möglich, weil er Angst hatte, dass Ludwig sein königliches Recht zum Auflösen der Regierung gebrauchen würde, bevor diese ihrerseits den Monarchen wegen Unzurechnungsfähigkeit entmündigen konnte. König und Parlament befanden sich also im Wettrennen um ihre gegenseitige Entmachtung. Und so machte sich Gudden direkt nach seiner Geburtstagsfeier an die Arbeit. Beim Faktensammeln beschränkte er sich auf königliche Briefe sowie die Berichte von zwei Dienern, zwei Kabinettssekretären und einem Stallmeister, die allesamt näheren Zugang zu Ludwig hatten. Weil es ja schnell gehen musste, verzichtete der Psychiater darauf, das Objekt seines Gutachtens persönlich anzuhören oder in Augenschein zu nehmen. Als Nebengutachter wurden drei andere Psychiater geholt, einer von ihnen war Guddens Schwiegersohn. Sie hatten überhaupt keine

Kenntnisse von dem Fall und setzten nur ihre Unterschriften unter den Bericht.

Das Gutachten fiel vernichtend aus. Der bayerische
König wurde als geisteskrank eingestuft. Dadurch sei
seine Willenskraft »völlig ausgeschlossen«, Chancen
auf eine Besserung dieses Zustandes bestünden nicht,
er würde vielmehr »für die ganze Lebenszeit andau-
ern«. Das war Ludwigs politisches Aus. Die Unterschriften unter dem Gutachten waren kaum trocken, als sich
schon eine Regierungskommission nach Neuschwanstein auf den Weg machte. Doch der angeblich Unzu-
rechnungsfähige roch den Braten. Ludwig ließ seine Hä-
scher einfach durch die Gendarmerie festsetzen, und
draußen vor den Toren des Schlosses versammelte sich
der Mob, um die »Verräter« zu lynchen. Sie entkamen
nur knapp, weil der führende Gendarm die Entmach-
tungsurkunde als echt erkannte und die Kommissions-
mitglieder heimlich laufenließ. Sie hatten jedoch keine
Lust mehr auf einen zweiten Versuch – und überließen
das Feld dem Irrenhauschef Professor von Gudden.

Der machte es besser als seine Vorgänger, weil er
sich sofort der Mitarbeit eines Gendarmeriehaupt-
manns versicherte und fünf Pfleger mit Zwangsjacke
ins Schlepptau nahm. Am frühen Morgen des 12. Juni
1886 wurde Ludwig abgeführt und nach Schloss Berg
gebracht, wo mittlerweile die Klinken an den Türin-
nenseiten entfernt und Gitter an den Fenstern ange-
bracht worden waren. Widerstand leistete der entmach-

tete König nicht. Seinen Posten übernahm sein Onkel Prinz Luitpold. Die bayerische Regentschaft blieb also in der Familie.

Ludwigs Zeit auf Schloss Berg währte nur kurz. Am 13. Juni um 18.30 Uhr unternahm er zusammen mit Gudden einen Spaziergang zum Starnberger See. Es stand eigentlich ein Pfleger bereit, doch den schickte der Professor zurück, weil er wusste, dass der Park von drei Gendarmen bewacht wurde. Außerdem hielt er Ludwig für ungefährlich. Was in den folgenden anderthalb Stunden geschah, weiß bis heute niemand genau zu sagen. Die beiden Spaziergänger kamen nämlich nicht zurück. Etwa um 21 Uhr setzte man eine intensive Suche in Gang. Gegen 23 Uhr fand schließlich ein Hofoffizier den Überrock und nicht weit entfernt davon den Regenschirm und den Hut des Ex-Königs, zwanzig Schritte entfernt davon lag der Hut des Professors. Eine Weile später entdeckte der Schlossverwalter auf dem See die Leichen der beiden Vermissten.

Bei der anschließenden Obduktion fand man zahlreiche Verletzungen bei Gudden, doch bis auf harmlose Hautabschürfungen keine bei Ludwig. Außerdem entdeckte man im und um das Wasser Spuren, die auf einen Kampf hindeuteten. Möglich also, dass Ludwig Selbstmord begehen wollte und Gudden bei dem Versuch, ihn daran zu hindern, selbst ums Leben kam, so dass der König schließlich ungestört Hand an sich legen konnte. Hierfür sprächen auch die Selbstmordgedanken, die der abservierte Monarch in den Tagen zuvor geäußert hatte. Dieses Szenario wurde als offizielle Version des Tathergangs bekanntgegeben.

Mittlerweile wurden freilich noch weitere Versionen gesponnen. Einig sind sie sich in der Regel darin, dass Ludwig seinen Arzt getötet hat. Weniger Einigkeit besteht jedoch darin, ob er dies spontan oder aus Berechnung getan hat und ob er wirklich Selbstmord begehen oder aber über den See – dort wurden in der Tatnacht Ruderboote gesehen bzw. gehört – fliehen wollte und dabei ums Leben kam. In diesem Fall müsste man natürlich fragen, wer seine Fluchthelfer waren.

Es ist eher unwahrscheinlich, dass die Starnberger Todesnacht noch aufgeklärt wird. Dafür ergab aber die Autopsie Ludwigs zweifelsfrei, dass sein Gehirn durch eine Hirnhautentzündung massiv geschädigt war. Dies erklärt zumindest seine Verhaltensauffälligkeiten, und mit den Fieberschüben in Kindheit und Adoleszenz hat man ja auch plausible Ausgangspunkte für die Erkrankung. An Paranoia bzw. Schizophrenie litt er aber wohl nicht, dazu war er bis zu seinem Tod in seinem Sprechen und Handeln viel zu klar. Ein Forscherteam unter Leitung von Professor Hans Förstl vom Münchner Universitätsklinikum hat das Datenmaterial von Professor Gudden ausführlich untersucht und kommt zu dem Schluss, dass es sich bei dem bayerischen König allenfalls um eine »schizotype Persönlichkeit« handelte. Menschen mit dieser Störung legen ein schrulliges und

exzentrisches Verhalten sowie eine gestelzte Sprechweise an den Tag, außerdem meiden sie den Kontakt
zu ihren Mitmenschen, ohne allerdings sonderlich unter der Störung zu leiden. All diese Symptome zeigte
auch Ludwig, während hingegen typische Schizophre-
nie-Merkmale wie etwa Wahnvorstellungen und das
Leiden unter der sozialen Isolation bei ihm fehlten.

Man kann also sagen: Ludwig war schwierig und
auch als Regent eines Landes kaum erträglich, doch
ein paranoider Irrer war er nicht. Professor Gudden
schoss also mit seinem Gutachten weit über das Ziel hinaus – er hätte seinen Patienten wohl doch lieber persönlich untersuchen sollen. Dann hätte er am 13. Juni
auch nicht leichtfertig den Pfleger weggeschickt, weil
er glaubte, Ludwig als harmlosen Irren jederzeit unter
Kontrolle zu haben. Doch der war durchaus imstande,
einen Fluchtversuch zu planen und durchzuführen,
und kräftiger als Gudden war er sowieso. Der Psychiater hatte den angeschlagenen Ex-König offenbar unter-
schätzt und dafür mit dem Leben bezahlt.

Für die bayerische Geschichte war Guddens fehler-
haftes Gutachten jedoch ein Glücksfall. Denn Ludwigs
Nachfolger, sein Onkel Luitpold, regierte fünfundzwanzig Jahre, in denen er ausgesprochen sparsam
und volksnah zu Werke ging. Bayern konnte sich unter ihm finanziell bestens erholen, während es unter
Ludwigs Bau- und Verschwendungssucht schlichtweg
bankrottgegangen wäre.

Besser krank als gar nicht: Churchill, Dr. McMoran und die Greise von Jalta

Es war Februar und dementsprechend in Jalta am Schwarzen Meer noch bitterkalt. Doch für die Konferenzen zwischen Stalin, Roosevelt und Churchill rechnete man mit heißen Diskussionen. Denn Anfang 1945 stand der Zweite Weltkrieg vor seinem Ende. Auch wenn Deutschland noch nicht kapitulierte hatte, galt es bereits, den Kuchen Europa neu aufzuteilen. Stalin wollte – von Moskau aus – den Westen bis nach Polen und tief in den Balkan unter seine Kontrolle bringen, und zwar mit Satellitenstaaten, deren Regierungen pro forma selbständig, de facto aber sowjetische Marionetten wären. Die Demokraten Roosevelt und Churchill wollten diesen Expansionskurs natürlich so weit wie möglich verhindern, mussten aber vorsichtig dabei sein, weil sie im Krieg gegen Japan möglicherweise noch auf sowjetische Hilfe angewiesen sein würden.

Soweit die diplomatische Seite der Konferenz von Jalta. Praktisch handelte es sich um nichts anderes als um das Treffen dreier alter kranker Männer, die kaum noch verhandlungstauglich waren.

Franklin D. Roosevelt war am schlimmsten dran. Er war seit vierundzwanzig Jahren von der Hüfte abwärts gelähmt, und seit etwa einem Jahr ging auch noch sein Herz-Kreislauf-System aus den Fugen: Seine Lippen waren blau, seine Augen glasig und seine Hände zittrig, außerdem konnte er sich nicht mehr lange konzentrieren. Die Reise nach Jalta strengte ihn viel zu sehr an, doch sein Arzt hatte ihm eingeredet, dass eine Seereise und der Kurort auf der Krim ihm guttun würden. Tatsächlich starb Roosevelt kurz nach der Rückkehr von der Krim an einem Schlaganfall.

Der Sechsundsechszigjährige Josef Stalin war ein Kettenraucher mit extrem hohem Blutdruck, er hatte schwarze Zähne und gelbe Augen. Er hasste Ärzte, und trotzdem war er in Jalta noch der Fitteste unter den körperlichen Wracks. Später holte ihn sein Ärztehass doch noch ein und brachte ihm sogar den Tod. Im März 1953 erlebte Stalin nämlich einen Zusammenbruch, er fiel ins Koma, und keiner der Anwesenden konnte die für ihn bereitstehende Herz-Lungen-Maschine bedienen. Der Einzige, der sich darauf verstand, war sein Leibarzt Dr. Wladimir Winogradow – doch den hatte der Diktator drei Monate zuvor verhaften und deportieren lassen, wegen eines Spionageverdachts, der sich später als unbegründet herausstellen sollte. Stalin starb, Winogradow indes wurde später rehabilitiert und als »Verdienter Wissenschaftler der Sowjetunion« ausgezeichnet.

Am interessantesten ist jedoch der Dritte beim Jalta-Meeting: Winston Churchill. Er galt als Inbegriff zäher und unbezwingbarer Robustheit, als jemand, der Zigarren rauchte, Whiskey trank, jede körperliche Ertüchtigung ablehnte (»no sports«) und sich trotzdem bester Gesundheit erfreute. Vor allem aber galt er als Mann mit einem ausgesprochen energischen Drang zur Eigenständigkeit – niemand würde glauben, dass Churchill sich von jemandem reinreden oder sich gar manipulieren ließe. Von ihm stammen Sprüche wie »Wenn zwei Menschen immer dasselbe denken, ist einer von ihnen überflüssig« und »Wer die bessere Einsicht hat, darf sich nicht scheuen, unpopulär zu werden«.

Doch in Jalta war von dieser Wesensart nicht mehr viel übrig. Der englische Premier war schwerkrank und zeigte sich unsicher, besprach alles – auch die politischen Angelegenheiten – mit seinem Arzt, dem geadelten Lord Charles Moran. Am Ende blieb offen, wer von beiden hier eigentlich Politik gemacht hatte. Viel herausgekommen war ohnehin nicht: Die spätere Geschichtsschreibung lässt keinen Zweifel daran, dass Ärztehasser Stalin die Krim als Sieger verlassen hat.

Dabei sah es zu Beginn überhaupt nicht danach aus, als könnten Churchill und McMoran enge Vertraute werden. Im Mai 1940 tobte der Zweite Weltkrieg, England wurde von einer deutschen Invasion bedroht. In diesen Zeiten brauchte das Empire eine politische Führung, die hundertprozentig bei Kräften war. Mit Churchills Vorgänger, dem krebskranken Premierminister Neville Chamberlain, hatte man in dieser Hinsicht negative Erfahrungen gemacht. Also beschloss das Parlament, dem neuen Staatschef einen medizinischen Aufpasser zu schicken: Dr. Charles McMoran, den Präsidenten des Royal College of Physicians. Doch Churchill wollte nicht bemuttert werden. Als der Arzt am 24. Mai 1940 zu seinem Schutzbefohlenen kam, stellte der sich zunächst stur und ließ McMoran erst einmal eine Stunde im Vorzimmer schmoren. Als der Arzt um die Mittagszeit endlich vorgelassen wurde, lag Churchill noch im Bett. Er las irgendein Schriftstück und murmelte Bösartigkeiten vor sich hin. Schließlich hob der Premier unvermittelt die Bettdecke hoch und sagte: »Ich habe Dyspepsie – und das ist die Behandlung.« Anschließend begann er mit Atemübungen, sein dicker weißer Bauch hob und senkte sich. Als McMoran das Zimmer verließ, war er sicher, dass sein Engagement bei diesem Sturkopf nicht von Dauer sein würde. Er sollte sich täuschen.

Die beiden Männer, die zunächst nur von Amts wegen beisammen waren, wurden zu guten Freunden. Das lag sicher auch daran, dass es für den Mediziner McMoran zunächst nichts zu tun gab, denn seinem Patienten ging es gut. Churchill gehörte zu den Menschen, die aufblühten, wenn die politische Krise am größten war, und das sah man ihm auch körperlich an. Er nahm täglich zwei Bäder, eines morgens und eines nach der Mittagspause, was ihm das rosige Aussehen einer alternden Puppe verlieh. Sein Bauch war zweifelsohne zu dick, doch er beobachtete ihn mit Wohlgefallen: »Man soll dem Leib etwas Gutes bieten, damit die Seele Lust hat, darin zu wohnen.« Auch rauchte er zu viele Zigarren, doch davon ließ er sich durch nichts und niemanden abbringen. Und so bestand McMorans Aufgabe in den ersten anderthalb Jahren lediglich darin, hin und wieder den Puls seines Patienten zu messen. Das hätte auch eine Krankenschwester tun können – man kann sich leicht vorstellen, dass sich der renommierte Collegedirektor ziemlich unterfordert fühlte.

Dann jedoch änderte sich die Situation. Ende 1941 traf sich Churchill mit Roosevelt in Washington. Japans Kampfflugzeuge hatten inzwischen Pearl Harbor bombardiert, und Hitler hatte den USA den Krieg erklärt. Der Premier durfte also hoffen, dass ihn der »schlafende Riese« aus Übersee endlich im Kampf gegen die Deutschen unterstützen würde. Churchill war dementsprechend erregt, vielleicht zu sehr. Am 27. Dezember wurde McMoran gerufen, weil sein Patient über Herzschmerzen klagte, die in den linken Arm hinaufzogen. Der Arzt wusste sofort, dass Churchill unter Koronarinsuffizienz litt, sein Herzmuskel bekam also zu wenig Sauerstoff – es drohte ein gefährlicher Infarkt. Doch McMoran beruhigte seinen Patienten, dass er »nichts Ernsthaftes« habe: »Ihr Kreislauf war nur ein wenig träge, Sir.« Eine haarsträubende Untertreibung. Sie wurde später von McMoran so legitimiert, dass er der Welt »keinen Invaliden mit krankem

Herzen und ungewisser Zukunft« präsentieren wollte. Denn das wäre zu diesem Zeitpunkt, als die USA endlich in den Krieg eintreten wollten, »verheerend« gewesen. McMoran glaubte also, das Wohl seines Landes über das des Premiers stellen zu müssen. Oder anders gesagt: Für ihn waren politische Überlegungen schwerwiegender als die Gesundheit seines Patienten. Das ist nicht unbedingt das, was gemeinhin im Eid des Hippokrates vorgesehen ist.

Doch McMoran hatte Glück. Sein Patient überlebte und machte weiter Politik. Und der herzkranke Churchill hetzte auch weiter über den Erdball – im Verlauf des Weltkriegs kam er auf insgesamt 250 000 Reisekilometer. Im Januar 1943 kehrte er von einer Konferenz in Casablanca mit einer Lungenentzündung zurück. Sein ohnehin schon angeschlagenes Herz machte wilde Sprünge, und sein Körper wurde von einem gnadenlosen Husten geschüttelt. McMoran verabreichte ihm antibiotische Sulfonamide, und die Hatz um den Globus konnte weitergehen.

Ende des Jahres, Churchill hatte gerade ein Treffen in Teheran hinter sich und war in Kairo angekommen, bekam er wieder eine Lungenentzündung. Außerdem klagte der Premier über Herzrasen und zunehmende Gedächtnislücken. Die Hinweise auf eine fortschreitende Arteriosklerose mehrten sich also, zudem zeigten sich deutliche Anzeichen einer Depression – doch McMoran verordnete wieder nur sein Lieblingsmedikament, die Sulfonamide. An die Regierung in London telegrafierte er: »Der Premierminister musste einige Tage mit einer Erkältung das Bett hüten.« Kurz darauf gab er wenigstens die Lungenentzündung zu, aber die hatte er ja auch unter Kontrolle. Doch von Herzinsuffizienz kein Wort, und auch kein Wort davon, dass Churchill in depressiver Manier davon sprach, dass er bald nicht mehr sein würde: »Ich werde schlafen, Millionen Jahre werde ich schlafen.« Von all dem erfuhr damals niemand etwas. Dr. McMoran hielt an seiner Bagatellisierungsstrategie fest. Und er wurde dafür belohnt: Man adelte ihn – er hieß von nun an Lord Moran.

Zudem bezog Churchill ihn immer mehr in seine politischen Entscheidungsprozesse ein. Der Arzt wurde zu einer Art Generalsekretär für den englischen Staatsmann, der immer mehr mit Gedächtnislücken zu kämpfen hatte. Auch in Jalta tauschten sie sich intensiv aus. Churchill beklagte die offensichtliche Gleichgültigkeit Roosevelts: »Ihn interessiert überhaupt nicht, was wir wollen.« Worauf Moran bemerkte, dass der amerikanische Präsident offensichtlich die Kontrolle verloren hätte. Doch davon wollte der Premier nichts hören. Er versank stattdessen in düsteren Vorahnungen, dass noch schlimmere Kriege folgen würden als der soeben überstandene und dass die Landkarte Europas »mit roter Tinte« neu gezeichnet werden müsse. Aus dem geschickten Taktierer und nimmermüden

Verhandler war ein melancholischer Augur des Untergangs geworden. Als er Jalta verließ, notierte sein Arzt: »Der Premier ist sich seiner Ohnmacht bewusst. Und ich kann ihm nicht helfen.«

Wenige Monate nach Beendigung des Zweiten Weltkriegs wurde Churchill als Premier abgewählt. Was natürlich dazu führte, dass sich seine Depressionen verschlimmerten. Seinem Leibarzt klagte er: »Ich kann mich nicht damit abfinden, den Rest meines Lebens müßigzugehen. Es wäre besser, ich wäre wie Roosevelt gestorben oder mit dem Flugzeug abgestürzt.« Dann brach er in Tränen aus.

Im August 1949 erlitt Churchill einen leichten Schlaganfall, etwas später kam es zu einer Aphasie, einer Hirnschädigung, die dem scharfzüngigen Redner kurzzeitig das Sprachvermögen raubte. Doch erstaunlicherweise warf ihn das nicht noch tiefer in die Depression. Er beschloss vielmehr, noch einmal die Macht in England an sich zu reißen. Der Krisenmeister in ihm war wieder erwacht.

Im Oktober 1951 gelang ihm tatsächlich die Rückkehr an die Downing Street. Doch die gesundheitlichen Probleme wurden größer. Im Februar 1952 traf ihn abermals ein Hirnschlag. Wieder trat Lord Moran als Bagatellisierer auf den Plan und sprach von einer »gewissen Labilität des Hirnkreislaufs«. Doch im Juni folgte ein weiterer Schlaganfall, der Churchill zum vorübergehenden Rückzug aus den Regierungsgeschäften zwang. 1955 drängten ihn seine Parteifreunde zum vorzeitigen Rücktritt. Seine Ära war endgültig vorbei, auch wenn er sich noch einmal ins Unterhaus wählen ließ, in dem er aber keine Reden mehr hielt. Es folgten weitere Schlaganfälle, die ihm schließlich Sprache und Erinnerung raubten. Doch Moran hielt ihn am Leben. Der Tod erlöste Churchill erst am 24. Januar 1965, im Alter von einundneunzig Jahren. Moran sagte: »Es war meine Pflicht, den verhängnisvollen Tag so weit wie möglich hinauszuschieben.«

Bleibt die Frage, was den Arzt dazu bewegte, die gesundheitlichen Probleme Churchills so hartnäckig zu verharmlosen oder sogar zu leugnen. Kam er damit bewusst den Wünschen seines Patienten entgegen, der lieber irgendwie funktionieren als sich schonen und wirklich gesund werden wollte? Für diese Möglichkeit spricht, dass Churchill noch kurz vor dem Tod seinem Arzt sagte: »Es ist wunderbar, dass Sie mich so lange in Gang gehalten haben. Es rührt mich, wie Sie sich aufopfern für mich.« Auf der anderen Seite versetzten ihn gerade seine Herzbeschwerden in Panik – er hatte große Angst vor einem Herzinfarkt.

Eine weitere Möglichkeit wäre, dass Moran mit Hilfe seines einflussreichen Patienten eigene politische Überzeugungen durchsetzen wollte. Oder glaubte er einfach nur daran, dass der Premier unentbehrlich und ein leidender und kranker Churchill für die Welt immer noch besser sei als gar kein Churchill? In jedem

Fall meinte es Moran ernst mit seiner Strategie des Bagatellisierens und Verheimlichens – er wählte sie mit voller Absicht. In einem Memorandum zu Churchills achtzigstem Geburtstag sagte er: »Blickt man zurück, dann scheint er häufig arg mitgenommen gewesen zu sein. Aber ich halte auch meine Verdienste in Ehren: Es war möglich, von zwei Lungenentzündungen und dem Gerede um einen Schlaganfall abgesehen, alle seine Leiden der Öffentlichkeit und damit auch der politischen Welt zu verheimlichen.«

Nach dem Tod seines Patienten gab Lord Moran seine aristokratisch anmutende Zurückhaltung freilich auf. Er veröffentlichte ein Buch mit dem Titel: *Churchill. Der Kampf ums Überleben.* Es hatte einen Umfang von über neunhundert Seiten.

KAPITEL 3

Abzocker und Karrieremacher

Über Ärzte, die ihre Patienten als finanzielle Melkkuh oder Sprungbrett für die eigene Karriere missbrauchen, kann man sich wunderbar in Rage reden. Denn diese Mediziner handeln in besonders krassem Widerspruch zum hippokratischen Eid, der dem Wohlergehen des Patienten absolute Priorität einräumt. Zudem können wir traditionell nur wenig Sympathie für jemanden entwickeln, der andere Menschen für sein persönliches Fortkommen, seinen Ruhm oder seine finanziellen Vorteile instrumentalisiert, nach dem Muster: »Eigentlich bist du mir egal, doch wenn es mir nutzt, stelle ich dir meine besonderen Fähigkeiten zur Verfügung.«

Und so können wir nur fassungslos den Kopf schütteln, wenn ein Arzt seinen berühmten Patienten dabei fotografiert, wie er künstlich ernährt wird, und diese Bilder dann später zusammen mit Details aus der Krankenakte an die Presse verkauft – so geschehen bei Papst Pius XII., und für diesen Bruch der ärztlichen Schweigepflicht gaben sogar niedere Motive den Ausschlag. Denn Vatikan-Oberarzt Galeazzi-Lisi war zerfressen von Neid und maßloser Geltungssucht, so dass er schamlos Details aus dem Todeskampf seines Patienten preisgab, um wenigstens einmal im Mittelpunkt der Öffentlichkeit zu stehen.

Heute sind wir mehr denn je sensibilisiert für das Thema der Würde des Sterbenden, und auch die Würde des selbstverantworteten Todes und das Thema Sterbehilfe beschäftigen uns. Die Vorstellung, gegen unseren Willen durch medizinische Tricks und Technologien am Leben gehalten zu werden, macht uns Angst. Und dementsprechend läuft uns ein Schauer über den Rücken, wenn wir hören, dass die krebskranke Evita Perón unter Narkose gesetzt und ohne ihr Wissen von einem wildfremden Arzt operiert wurde. Sie durfte nicht sterben, weil das Regime ihres Mannes eine lebendige Evita brauchte, und dafür waren machthörige und karrieresüchtige Ärzte bereit, alles zu unternehmen, was die moderne Heilkunde zu bieten hatte – ohne Rücksicht auf die Würde der todkranken Frau. Die letzten Lebensjahre der legendären Frauenrechtlerin und Präsidentengattin sind ein Beispiel dafür, wie die Medizin das Leben eines Menschen auf unwürdige Weise in die Länge ziehen kann. Und sie sind auch ein Beispiel dafür, wie schnell und selbstverständlich Ärzte zu Handlangern einer menschenverachtenden Diktatur werden können.

An diesem Punkt sollte man natürlich auch die Ärzte des Dritten Reichs thematisieren. Ihr Treiben zählt zu den dunkelsten Kapiteln der Medizingeschichte, von denen jedoch bis heute nur die wenigsten – auch nur die wenigsten Mediziner – etwas wissen. Oder wollen sie nichts dazu wissen? Vor kurzem befragte man Medizinstudenten an der Berliner Humboldt-Universität nach ihren Kenntnissen zur Ärzteschaft des Dritten Reichs. Neunzig Prozent von ihnen hielten Alexander Mitscherlich und Fred Mielke für Nazi-Doktoren, obwohl gerade die eben nicht dazugehörten, sondern als medizinische Beobachter bei den Nürnberger Prozessen aktiv waren. Kaum einer der befragten Studenten wusste, dass sich die deutsche Ärzteschaft weit mehr als die Durchschnittsbevölkerung nationalsozialistisch organisiert hatte. Es ist nämlich beileibe nicht so, dass die medizinischen Verbrechen der Nazizeit wie etwa die Massentötungen »unwerten Lebens« und Menschenversuche in den Konzentrationslagern nur von einigen wenigen gewissenlosen Ärzten getragen worden wären. Bereits Hitlers Machtergreifung wurde unter den Eidträgern des Hippokrates freudig begrüßt: Fünfundvierzig Prozent aller Ärzte wurden nach 1933 Mitglied in der NSDAP. Im selben Jahr entschlossen sich die beiden größten ärztlichen Standesorganisationen, der Hartmannbund und der Deutsche Ärztevereinsbund, zu einer engen Kooperation mit dem Nationalsozialistischen Deutschen Ärztebund (NSDÄB).

1934 trat das Gesetz zur Verhütung erbkranken Nachwuchses in Kraft. Darin wurde die Zwangssterilisierung von Menschen mit Schwachsinn, Schizophrenie, Fallsucht, erblicher Blindheit und Taubheit, körperlichen Missbildungen oder schwerem Alkoholismus beschlossen. Etwa 350 000 Menschen wurden infolgedessen unfruchtbar gemacht – von ganz normalen Ärzten an ganz normalen Krankenhäusern. Auch die Massentötungen von Behinderten wären ohne die bereitwillige Hilfe zahlreicher Mediziner gar nicht möglich gewesen. Die erste »Desinfektion«, so hießen diese Aktionen im Amtsdeutsch, fand im Januar 1940 in Brandenburg statt. Die Behinderten wurden mit Kohlenmonoxid in einer als Duschraum getarnten Gaskammer umgebracht. Die Mediziner in den Behindertenheimen, Pflegeanstalten und Nervenkliniken machten mit, obwohl sie von dem Schicksal ihrer Patienten wissen konnten und die Teilnahme freiwillig war.

Nicht wenige Ärzte zeigten sich auf ertragreiche Weise janusköpfig. Sie unterstützten das Naziregime bis zuletzt und gaben nach dem Krieg dann vor, immer schon dagegen gewesen zu sein. Zu ihnen gehörte der berühmte Chirurg Ferdinand Sauerbruch. Der Chefarzt der Berliner Charité protestierte im privaten Kreis gegen Euthanasie und Antisemitismus, zählte jedoch Hitler und Goebbels zu seinen Patienten und stellte sich dem System als Generalarzt der Wehrmacht zur Verfügung. Auch im unmittelbaren Umfeld Hitlers, der von zahlreichen Krankheiten und Wehwehchen gebeutelt wurde, spielten Ärzte eine große Rolle. Der einflussreichste unter ihnen war Dr. Theo Morell, ein feister Koloss mit schwarzen Haaren, also nicht gerade das, was man sich seinerzeit unter einem blonden Arier vorstellte. Doch Morell stand im Ruf, seine Patienten mit Spritzen in kürzester Zeit wieder fit zu bekommen. Kaum einer konnte so elegant und schmerzfrei die Nadel setzen wie er. Es war diese eigentümliche »Reputation«, die dazu führte, dass Hitler ausgerechnet seine Hilfe suchte. Denn der Führer wollte jemanden, der ihn, ohne kostbare Zeit für aufwendige Therapien zu verschwenden, funktionstüchtig hielt. Für den Arzt wiederum war das Zusammentreffen mit dem Führer wie ein Sechser im Lotto. Er hatte zwar eine florierende Praxis, doch im Fahrwasser Hitlers konnte er seine Bekanntheit natürlich noch um ein Vielfaches vergrößern – und er war eitel genug, diese Chance wahrzunehmen. Er genoss es, immer wieder zusammen mit dem Führer auf Fotos in den Medien zu erscheinen und dass der mächtigste Mann Deutschlands ihm grenzenlos vertraute, während er seine anderen Ärzte als »Idioten« abkanzelte. 1937 schließlich wurde Morell, der von seinen Kollegen oft als Scharlatan bezeichnet wurde, zum Reichsparteitag eingeladen. Und es war Hitler höchstselbst, der ihn zusammen mit seiner Frau nach Nürnberg holte.

Medizinisch tat Morell, was von ihm erwartet wurde: Er hielt Hitler pharmazeutisch unter Dampf. Das konnte natürlich keine Perspektive haben, nicht zuletzt auch deswegen, weil der Diktator gerade in Kriegszeiten weit über seine gesundheitlichen Verhältnisse lebte. Morell war also gezwungen, seinen Patienten immer mehr unter Drogen zu setzen. Darunter waren viele psychotrope Substanzen, Stoffe also, die die Psyche verändern; andere, wie etwa die zu Aufputschzwecken verwendeten Traubenzuckerinjektionen, ruinierten das Gehirn. Kein Zweifel, dass Hitler in den letzten Kriegsjahren immer wieder unter Drogen stand und psychisch-neurologisch stark angegriffen war – ein Umstand, der unsere Moral in vielerlei Hinsicht auf eine harte Probe stellt, weil er unbequeme Fragen aufkeimen lässt, die man im Zusammenhang mit Hitler gerne leugnet. Wie etwa die Frage, inwieweit der Diktator in den letzten Kriegsjahren noch zurechnungsfähig war. Oder auch die Frage, ob wir Genugtuung darüber empfinden dürfen, dass ein brutaler Massenmörder von seinem eigenen Arzt zugrunde gerichtet wurde.

Nicht zu vergessen ist schließlich, dass Morell als Leibarzt wie niemand sonst die Gelegenheit hatte, den Führer langfristig oder sogar endgültig auszuschalten. Kein anderer kam damals dem Führer so nahe, kein anderer führte die Instrumente für ein mögliches Attentat praktisch immer bei sich, kein anderer hätte sein Attentat so leicht vertuschen können. Was hätte der Menschheit erspart bleiben können, wenn nicht Dr. Morell der Arzt des Diktators gewesen wäre …?

Doch darf man überhaupt so denken? Darf ein Arzt seinen Patienten umbringen, um der Menschheit weiteren Schaden zu ersparen? Man sollte diese Frage nicht allzu voreilig mit einem Ja beantworten. Denn das würde möglicherweise dem Arzt eine Rolle zuschreiben, die er besser nicht einnehmen sollte – vom hippokratischen Eid mal ganz abgesehen.

Die Leiden des Vincent van Gogh – oder warum der Arzt besser kein Kunstkenner sein sollte

In der vierten Klasse des Gemeindekrankenhauses von Den Haag sah es trostlos aus: Zehn Betten auf engstem Raum, der Putz rieselte von den Wänden, und an den Fenstern fehlten die Vorhänge, um die Kranken vor neugierigen Blicken zu schützen. Wer hier lag, durfte froh sein, überhaupt irgendwo unterzukommen. Den meisten der Patienten wurde ihr Aufenthalt durch die Armenkasse bezahlt. Doch einer zahlte für sich selbst: der Patient Vincent van Gogh.

Wie die anderen neun Patienten im Saal wurde auch er in diesem Juni 1882 wegen Gonorrhö behandelt, jener Geschlechtserkrankung, die umgangssprachlich als »Tripper« bezeichnet wird. Man gab ihm Chinin und Einspritzungen aus Alaunwasser, doch ansonsten war die Behandlung ruppig und oberflächlich. »Ich glaube, dass der Arzt hier in dieser Klasse viel kürzeren Prozess macht als in der teueren«, schrieb Vincent seinem Bruder Theo, dem er das Geld für die Behandlung verdankte. »So stoßen sie einem zum Beispiel sehr schnell einen Katheter in die Blase, ohne viel Formen und Komplimente.«

Doch der Maler nahm sein Schicksal gelassen. Auch die »Nachttopfgesellschaft von Saal 6«, wie er sie nannte, störte ihn nicht weiter, seine Sympathien hatten schon immer den Armen gehört. Nach sechs Wochen wurde er entlassen – für die Therapie einer Gonorrhö eigentlich zu früh. Vincent fühlte sich in der Tat noch ziemlich schlecht. Er glaubte, dass ihm nicht mehr viele Jahre bleiben würden, um sein Werk zu vollenden, und so stürzte er sich in die Arbeit – vermutlich genau das Falsche für seine Gesundheit, weil die Malerei ihn zunehmend erschöpfte. Doch möglicherweise hätte er auch das überlebt, wenn sich nicht die falschen Ärzte um ihn gekümmert hätten.

Nach seinem Krankenhausaufenthalt in Den Haag malte Vincent wie ein Besessener. Er zog ins französische Arles, einem beschaulichen Ort in der Provence, um dort »die blauen und heiteren Farben« des Südens zu finden. Dort produzierte er in weniger als anderthalb Jahren fast zweihundert Gemälde! Die Anerkennung blieb ihm jedoch weiterhin versagt, Vincent wurde von tiefen Depressionen geschüttelt und trank große Mengen an Absinth. Am 23. Dezember 1888 erschien er im Bordell von Arles – und übergab einem der Mädchen, mit dem er sich besonders gut verstand, ein Stück von seinem linken Ohr, mit den Worten: »Heben Sie diesen Gegenstand sorgfältig auf.« Bis heute ist unklar, was damals geschehen war: Ob Vincent sich absichtlich verstümmelt hatte oder aus Versehen bei einem missglückten Selbstmordversuch, oder ob sogar sein Sauf- und Malerkumpan Gauguin im Vollrausch das Messer anlegte – man weiß es nicht. In jedem Fall sorgte Vincent natürlich für reichlich Aufruhr, als er sein halbes Ohr im Puff ablieferte. Die Polizei kam in sein Haus und fand überall Blut. Der niederländische Künstler selbst lag, eingerollt in einem Laken, wie tot in seinem Bett. Man brachte ihn ins örtliche Krankenhaus. Dort erholte sich Vincent – körperlich und auch psychisch – ziemlich schnell, so dass man ihn bereits wenige Wochen später wieder entlassen konnte. Ende Januar 1889 notierte er: »Ich bin selbst erstaunt, wenn ich meinen heutigen Zustand mit dem vor einem Monat vergleiche.«

Doch Arles wollte ihn nicht mehr haben. Für die Bourgeoisie des Ortes war der Niederländer schon immer ein Ärgernis gewesen. Und nun, nach dem Ohrenskandal, hatte man sogar Angst vor dem Mann mit dem feuerroten Haar und dem verbundenen Ohr, der mit seinem abgetragenen Mantel und den Farbklecksen auf der Hose durch die Straßen ging. Die Bürger forderten, dass »der verrückte Holländer« verschwinde. Und so verfrachtete man ihn am 8. Mai 1889 in die Irrenanstalt von St. Rémy, dem Geburtsort des bekannten Wahrsagers Nostradamus.

Seine Behandlung unterstand Dr. Théophile Peyron, einem ehemaligen Marine- und Augenarzt. Der kleine, stämmige Mann litt unter Gicht, und man hatte ihn vermutlich zum Leiter der Irrenanstalt ernannt, um ihm einen vorgezogenen Ruhestand zu verschaffen. Peyron war also weder qualifiziert noch motiviert für Vincents Behandlung. Dennoch diagnostizierte er bei ihm eine Epilepsie; als Therapie gab es ein Standardrezept des ehemaligen Marinedoktors: zweimal in der Woche ein zweistündiges (!) Bad. Und als der Künstler bei einem seiner wenigen von Peyron gestatteten Malausflüge kollabierte, drei Wochen lang heulte und eine Flasche Terpentin auszutrinken versuchte, gab es noch ein Malverbot obendrauf. Vincent dämmerte fortan in seiner Zelle vor sich hin.

Doch dann, im Februar 1890, kam es zu einer Wende in seinem Leben, die niemand, und auch er selbst nicht, erwartet hatte. Sein Bruder Theo schrieb ihm, dass ein bekannter Kunstkritiker auf Vincent aufmerksam geworden war und ihn als »großen Maler« feierte. Die Kritik gipfelte in den Worten: »dieser echte Künstler mit den brutalen Händen eines Riesen, mit der Überempfindlichkeit einer hysterischen Frau, mit der Seele eines Erleuchteten«. Der Erleuchtete selbst reagierte allerdings kaum noch auf diesen Überschwang. Auch als eines seiner Bilder für vierhundert Francs, eine damals beachtliche Summe, verkauft wurde, blieb er eher teilnahmslos. Doch immerhin: Der unerwartete Geldzufluss und auch sein neuer Ruhm ermöglichten ihm, St. Rémy zu verlassen. Anstaltsleiter Peyron versuchte zwar, ihn aufzuhalten, und redete mit seinem Patienten, wie er es nie zuvor getan hatte – doch Vincent blieb hart. Als er ging, ließ er etwa fünfzig Bilder zurück. Peyron nutzte sie als Zielscheibe, um mit seinen Jagdgewehren darauf zu schießen …

Sein ehemaliger Patient ging unterdessen nach Auvers, einer kleinen Stadt im Nordosten von Paris. Vincents Schaffensdrang kehrte zurück. Binnen siebzig Tagen schuf er achtzig Gemälde, die er teilweise in einem Ziegenstall lagerte. Ständig suchte er nach neuen Motiven und Modellen – und traf dabei auf den Arzt Dr. Paul Gachet, einen Mann, der in der Medizin wie in der Kunst einen überragenden Ruf genoss. Gachet hatte nach seinem medizinischen Examen an psychiatrischen Kliniken gearbeitet, um schließlich in Paris – nach seiner Doktorarbeit über Melancholie – eine eigene Praxis zu eröffnen. Er war ein Anhänger der damals noch jungen Homöopathie und ein energischer Gegner von seinerzeit üblichen, aber nie kritisch hinterfragten Behandlungsmethoden wie der Gabe von Abführmitteln und dem Aderlass. Darüber hinaus war er ein praktizierender Sozialist, der kostenlos in Pariser Armenkliniken arbeitete, und er ging gerne in die einschlägigen Künstlercafés. Auch die Liste seiner Patienten zeigt sein Interesse an Kunst. Gachet betreute die Familie des Malers Camille Pissarro wie auch dessen Kollegen Paul Cézanne,

Auguste Renoir und Édouard Manet. Letzterem riet er von einer Beinamputation ab, was dieser allerdings nicht befolgte – zehn Tage nach der Operation verstarb er. Zu den bekanntesten Psycho-Fällen des Arztes gehörte der Kupferstecher Charles Meryon, dem er beistand, als dieser im Irrenhaus gelandet war.

Gachet verfügte also nicht nur über Erfahrung im Umgang mit Künstlern und Armut, sondern auch über Kenntnisse in der Psychiatrie, und er war offen für neue, alternative Heilverfahren. Gründe genug für Vincent van Gogh, das Zusammentreffen mit diesem Arzt als eine göttliche Fügung zu sehen.

Doch schon bald zeigte sich, dass Gachet nicht wirklich helfen konnte. Er beschränkte sich auf die Taktik des Beschwichtigens und darauf, Vincents Störungen mit naiven Erklärungsversuchen entgegenzutreten. Beispielsweise mit der Sonne, die dem hellhäutigen Künstler bei seinen Landschaftsmalereien viel zu lang auf den Kopf geschienen hätte, und mit dem Terpentinexzess in St. Rémy. Dass Vincent zu dieser Zeit schon längst die Kontrolle verloren hatte und die Terpentinaktion nicht Ursache, sondern Folge seiner gesundheitlichen Probleme war, schien Gachet in seinen Theoriegespinsten nicht weiter zu stören.

Vielleicht lag es ja daran, dass es mit dem Arzt selbst nicht zum Besten stand. Vincent, der ein scharfsinniger Beobachter war, attestierte dem Mediziner »ein kummerstarres Gesicht«, ein »Nervenübel« und konstatierte: »Er scheint kränker zu sein als ich oder zumindest genauso krank«. Der Maler fertigte zwei Gemälde von Gachet, in denen er dessen ganze Depressivität auf unvergleichliche Weise zum Ausdruck brachte. Eines dieser Bilder wurde 1990 verkauft: für 82,5 Millionen Dollar. Niemand weiß, wo es jetzt ist.

Je öfter sich van Gogh mit Dr. Gachet traf, desto größer wurde seine Skepsis. Wie sollte ein nervenkranker Arzt seinen nervenkranken Patienten heilen? In einem Brief an Bruder Theo fragte er voller Hohn: »Wenn ein Blinder einen Blinden führt, fallen da nicht beide in den Graben?« Und weiter: »Mit Dr. Gachet darf man in keiner Weise rechnen.«

Dafür rechnete dieser offenbar mit den Bildern seines Patienten. Neuere Van-Gogh-Biographien werfen dem Arzt vor, allzu bereitwillig die Bildergeschenke seines Patienten angenommen zu haben. Vincent kam nämlich einmal pro Woche in Gachets Haus, nicht zuletzt auch deshalb, weil er dessen Tochter anhimmelte und malen wollte. Der Doktor »revanchierte« sich seinerseits mit Gegenbesuchen, bei denen er sein Gefallen an den Werken seines Patienten kundtat. Klar, dass sich bei dem Künstler dadurch zwei Eindrücke verdichteten. Erstens: Gachet kümmert sich um mich; und zweitens: Er liebt meine Bilder. Was lag da näher, als sich erkenntlich zu zeigen, indem man ihm ein paar Gemälde schenkt? Ganz zu schweigen davon, dass Vincent, der ja noch in der finanzklammen Anfangsphase seiner öffentlichen Anerkennung steckte, ohnehin nicht anders bezahlen konnte. Es ist davon auszugehen, dass der ausgewiesene Kunstkenner Gachet den Wert der Bildgeschenke professionell und treffsicher einschätzen konnte. Bei seinem Tode 1909 hinterließ er eine Gemäldesammlung, unter anderem mit zehn Werken des hellhäutigen Niederländers, deren Wert heute auf weit über eine Milliarde Dollar geschätzt wird.

Bleibt die Frage nach den Ursachen für die Leiden von Vincent van Gogh. Er starb am 29. Juli 1890, nachdem er sich zwei Tage zuvor eine Kugel in die Brust geschossen hatte. Doch was hatte ihn derart verzweifeln lassen, in einem Moment, als er gerade an den ersten zarten Blüten seines Ruhmes zu schnuppern begann? Mediziner und Biographen versuchen sich seither an den unterschiedlichsten Erklärungs- und Krankheitsmodellen. Von Syphilis, Impotenz und Epilepsie über Absinthmissbrauch und manische Depression bis hin zur Bleivergiftung, die sich der Maler beim Umgang mit seinen Farben zugezogen haben soll, reicht die Palette. 1979 wurde erstmals die Theorie vertreten, wonach Vincent am Ménièreschen Schwindel gelitten habe. Bei dieser Krankheit kommt es zu Schwindel- und Brechattacken, aber auch zu einem unerträglichen Tinnitus, der Vincents Attacke aufs eigene Ohr erklären könnte.

Einen besonderen Charme hat aber die Porphyrie-These. Denn diese erbliche Stoffwechselerkrankung könnte nicht nur die neurologischen Ausfälle

Vincents, sondern durch ihren Einfluss auf die Licht-
wahrnehmung des Patienten auch dessen eigenwillige
Farbkompositionen beim Malen erklären. Außerdem
verstärken sich ihre Symptome unter dem Einfluss
von Absinth und schlechter Ernährung – beides zählte
zu van Goghs treusten Begleitern. Nichtsdestotrotz ist
die Porphyrie-These genauso wenig beweisbar wie alle
anderen Erklärungsversuche. Denn Theo van Gogh
und den anderen Mitgliedern der Familie war es wich-
tig, dass Vincent nach seinem Tode endlich »die Ruhe
findet, nach der er sich so gesehnt hat«. Die Autopsie
seines Leichnams unterblieb.

Der rentable Hypochonder: Franz Kafka und die Liebe zum Sanatorium

Als Franz Kafka im Dezember 1920 ins Sanatorium
in der Hohen Tatra kam, war er so erschüttert, dass er
eigentlich direkt wieder abreisen wollte. Denn in seinem Zimmer fehlte die Heizung, und auch die sonstige
Ausstattung war mehr als dürftig: »Ein Eisenbett, darauf ohne Überzug ein Polster und eine Decke, die Tür
im Schrank ist zerbrochen, zum Balkon führt nur eine
einfache Tür, und selbst die sitzt nicht fest.« Die Besit-
zerin des Sanatoriums war ein alter Drachen – und sie
war nicht bereit, Kafka bessere »Haftbedingungen« zu
gewähren. Glücklicherweise gab es noch das Zimmer-

mädchen, das dem Tuberkulose-Patienten vorschlug, ins leere Nebenzimmer zu ziehen. Das habe zwar keinen Balkon, aber er könne ja darin wohnen und dann bei Sonnenschein auf dem Balkon des ursprünglichen Zimmers liegen. Kafka stimmte zu – und am nächsten Morgen gefiel ihm alles schon viel besser.

Er frühstückte und stellte sich dann beim Sanatoriumsarzt vor. Der Mediziner wollte mit Kafka eine Arsenbehandlung machen, denn dies, so sagte er, sei ein bewährtes Mittel bei Tuberkulose, weil es das Fieber senke und die Keime eliminiere. Merkwürdig nur, dass Kafka überhaupt kein Fieber hatte. Noch merkwürdiger aber: Als Kafka mit dem Arzt neben den Standardvisiten noch einen Extratermin pro Tag vereinbarte – gegen ein entsprechendes Extrahonorar natürlich –, wurden die Therapievorschläge deutlich sympathischer. Jetzt hieß es nur noch: »Fünf Mal täglich Milch und zwei Mal Sahne«. Mit der Folge, dass der ausgemergelte Kafka einen Monat später fünf Kilogramm zugenommen hatte. Ihm ging es gut, und sein Arzt freute sich, dass sein Patient noch lebte und ihn jeden Tag gegen Extrahonorar besuchen kam. Mit dem ursprünglich geplanten Arsen wäre das vermutlich nicht passiert.

Franz Kafka gastierte in seinem Leben ziemlich häufig in einem Sanatorium. Doch das lag weniger an seiner – wie er glaubte – familienbedingt schwachen Konstitution (immerhin badete sein Großvater jeden Morgen im Fluss, auch im Winter!), sondern daran, dass es damals zum guten Ton in der k. u. k. Monarchie gehörte, immer wieder ins Sanatorium zu gehen – so ähnlich, wie heute jeder erwachsene New Yorker mindestens einmal pro Woche zum Psychotherapeuten geht.

Seinen ersten Sanatoriumsaufenthalt hatte Kafka im Jahre 1905, im Alter von gerade dreiundzwanzig Jahren. Er fühlte sich durch sein Studium in Prag erschöpft und wollte sich eine Pause nehmen – jedenfalls sah er es so. Tatsache war, dass Kafka sich als Student wahrlich nicht überarbeitet hatte. Und in der Tat nutzte er seine Zeit im Sanatorium vor allem dazu, sich an die dortige Damenwelt heranzumachen. Eine Verquickung, die in Kafkas Leben noch häufiger vorkam. »Krankheit und Begierde waren in seinem Leben wie selbstverständlich miteinander verknüpft«, erklärt der amerikanische Germanist und Historiker Sander Gilman.

Das psychologische Problem an solch einer Verbindung ist jedoch, dass der Mensch, wenn er Krankheit positiv besetzt, seinen Willen zum Gesundsein schwächt. Meistens entwickelt sich dann eine Hypochondrie, und wenn tatsächlich mal eine Krankheit auftaucht, wird sie eher ausgelebt als bekämpft. Für die Ärzte sind solche Menschen eine geradezu unerschöpfliche Einnahmequelle. Und genau diese »Karriere« eines Hypochonders, der von vielen Ärzten ebenso vergeblich wie einträglich behandelt wird, hat Kafka eingeschlagen.

1910 fuhr er nach Paris, und unterwegs bildeten sich

ein paar Furunkel am Gesäß. So etwas kam unter den damaligen Reisebedingungen – rumpelige Kutschen, löchrige Straßen, lange Wege – immer wieder vor. Kafka brach die Reise ab, und das hätte als Therapie vermutlich schon ausgereicht. Stattdessen ging der junge Hypochonder zu einem Arzt, der sich über den rückwärtigen Anblick seines Patienten entsetzt zeigte. Der eifrige Mediziner entdeckte neben den Geschwüren einen Ausschlag, »der ärger als alle Abcesse ist, lange Zeit für eine Heilung braucht und der die eigentlichen Schmerzen macht und machen wird«. Solche Diagnosen verfolgen nur einen Sinn: den Patienten zum Dauerkunden zu erklären. Und Kafka genoss es, auf dem Kanapee des Arztes zu liegen und »sich so sehr als Mädchen zu fühlen, dass ich mich meinen Mädchenrock mit den Fingern in Ordnung zu bringen bemühte«. Was deutlich macht: Die Krankheit feminisierte Kafkas Selbstverständnis, er liebte es, sich abhängig von der Fürsorge und der Kompetenz anderer zu fühlen. Und die Mediziner versuchten ihm dieses Gefühl nicht etwa auszutreiben, sondern hofierten ihn dabei.

Ein Jahr nach seinem Furunkel-Fiasko ging Kafka zu einer weiteren Kur, und zwar ins Natursanatorium Jungborn im Harz, das seinen kulturgeschädigten Kunden versprach, hier »bei voller Freiheit und ohne jeden Zwang die Gelegenheit zum reinen Naturerleben« zu finden. Zu diesem Zweck wurde der Schriftsteller in einer Holzhütte namens »Ruth« einquartiert. Es handelte sich dabei um ein sogenanntes »Lichtlufthäuschen«, weil durch die offenen Luken und Fenster stets viel Sonne und Luft hereinkamen; anders ausgedrückt: Es zog in der Hütte wie Hechtsuppe. Direkt vor »Ruth« lagen nackte Männer im Gras, sie streckten und kratzten sich und furzten auch nach Herzenslust – ganz natürlich eben. Jeden Morgen wurde geturnt, und nur ein Kurgast verzichtete auf die Nacktheit und zog sich eine Badehose über, nämlich Kafka. Von Gästen und Betreuern wurde er daraufhin nur noch als »der Mann mit der Schwimmhose« bezeichnet. Niemand kam auf die Idee, dass er mit seiner FKK-Verweigerung seine jüdische Herkunft und die beschnittenen Genitalien zu verstecken suchte – Kafka wurde stattdessen einfach nur ins Lächerliche gezogen.

Der Kurarzt in Jungborn war ein entschiedener Verfechter des Mazdaznan, einer Mischreligion aus zarathustrischen, christlichen und hinduistischen Elementen. In seinen Vorträgen sprach er davon, dass man durch richtige Bauchatmung seine Geschlechtsorgane wachsen lassen kann und eine verkrüppelte Zehe wieder gerade bekommt, indem man regelmäßig an ihr zieht. Kafka war jedoch davon nicht belustigt, sondern irritiert. Er fühlte sich mehr denn je ausgegrenzt und außerstande, die Mitmenschen zu verstehen. Jeden Abend zog er sich für anderthalb Stunden ins Schreibzimmer des Sanatoriums zurück, wo das Sprechen untersagt war.

Es folgten weitere Sanatoriumsaufenthalte. Sie verdichteten Kafkas Willen zur Krankheit. Und am Ende wurde er dann auch richtig krank – allerdings nicht in der Form, wie er es sich vorgestellt hatte. Weder das schwache Herz seines Vaters noch die Verrücktheit der Familie seiner Mutter sollten ihm eine Krankheit bescheren, sondern eine heimtückische Infektion. Im August 1917 erwachte der Schriftsteller mit dem Mund voller Blut. Erst einen Tag später ging er zu seinem Hausarzt Dr. Gustav Mühlstein. Der sah keinen Grund zur Sorge und verordnete seinem Patienten einen Hustensaft. Als Kafka am nächsten Tag wiederkam und von einem neuerlichen Bluthusten berichtete, rutschte der Mediziner in der Krankheiten-Skala ein wenig höher und sprach von einem »Lungenspitzenkatarrh«. Seinem Patienten kam dies allerdings so vor, als würde man von Ferkelchen reden und eigentlich die Sau meinen. Er fragte, ob es auch Tuberkulose sein könnte. Worauf Mühlstein nur mit den Schultern zuckte und sagte, dass prinzipiell jeder Tuberkulose habe, die Krankheit aber nicht unbedingt ausbrechen müsse. Und selbst dann könne ein Schuss Tuberkulin sie heilen – jenes »Wundermedikament«, das damals vom berühmten Robert Koch entwickelt worden war, dem Entdecker des Tuberkelbazillus.

Dass man so leichtfertig mit Kafkas schwerer Krankheit umging, hatte seinen Grund weniger im individuellen Versagen eines einzelnen Arztes als in einem allgemeinen Irrglauben, dem die Medizin der damaligen

Zeit anhing. Man glaubte nämlich erstens, dass Juden resistent gegen Tuberkulose wären, da es sich um eine Krankheit der »Goyim«, also der Nichtjuden handeln würde. Zweitens war man sich sicher, mit dem Koch-schen Tuberkulin eine wirksame Waffe gegen die Krankheit gefunden zu haben. Beides sollte sich als Irr-tum herausstellen.

So waren die Juden nur so lange geschützt, wie es ih-nen gutging und sie sich gut ernährten. Ihr Tbc-Schutz war also nicht physiologischer oder gar genetischer, son-dern allein ökonomischer Natur. Doch im Zweiten Welt-krieg konnte davon keine Rede mehr sein. In den kal-ten und nassen Hungermonaten dieser Zeit schnellte die Zahl der jüdischen Tuberkulose-Toten explosionsar-tig nach oben, und betroffen waren vor allem größere Städte wie Berlin, Wien oder Prag, Kafkas Heimatstadt.

Schon 1891 hatte man erkennen können, dass Tu-berkulin nicht das erhoffte Wundermittel war. Im Gegenteil. Einige Patienten waren durch seine Anwen-dung sogar zu Tode gekommen. Doch trotzdem brach-ten viele Mediziner dem per Glycerin gewonnenen Ba-zillen-Extrakt nach wie vor ein grenzenloses Vertrauen entgegen. Zu verlockend war die Aussicht, mit Hilfe der modernen Pharmazeutik eine der gefährlichsten Krankheiten quasi im Handstreich besiegen zu kön-nen. Außerdem wurde dem Tuberkulin-Entwickler Ro-bert Koch, der sich zudem meisterhaft aufs Stricken der eigenen Legende verstand, 1905 der Nobelpreis für Medizin verliehen. Das sorgte für das notwendige Maß an Autorität, der sich Dr. Mühlstein und viele andere Ärzte offenbar nicht entziehen konnten.

Die Tuberkulose griff schließlich auf Kafkas Kehlkopf über, so dass er kaum noch sprechen, trinken und essen konnte. Anfang April 1924 kam er deshalb in die Klinik des Kehlkopfspezialisten Markus Hajek, der ein Jahr zuvor den krebskranken Kiefer von Sigmund Freud operiert und den Psychoanalytiker dabei fast umgebracht hatte. Kafka wurde stationär behandelt, unter anderem mit Alkoholinjektionen, die direkt in den Kehlkopfnerv gespritzt wurden. Es ging ihm immer schlechter, und das lag nicht nur an Krankheit und Injektionen, sondern auch daran, dass die anderen Patienten um ihn herum nach und nach starben und stillschweigend entfernt wurden. Hinzu kam, dass Hajek größten Wert darauf legte, dem Schriftsteller, der zu dieser Zeit immer bekannter wurde, keine Sonderbehandlung zukommen zu lassen, sondern ihn bloß »als Patient von Zimmer Nr. 12« zu behandeln – dies ließ er Kafka auch unverhohlen spüren. Man kann sich leicht ausmalen, welche Auswirkungen das auf Kafkas ohnehin vorhandene Neigung zur Depression haben musste.

Ende April 1924 hatten Kafkas Freunde endlich genug, sie ließen ihn in ein anderes Sanatorium verlegen. Dort wurde er deutlich besser betreut, doch helfen konnte ihm niemand mehr. Nach einem der vielen Arztbesuche notierte Kafka: »So geht die Hilfe wieder ohne zu helfen weg.« Er litt immer öfter unter Atemnot, und die wurde am 3. Juni um vier Uhr morgens so groß, dass sein Freund Robert Klopstock den Arzt wecken ging. Er gab Kafka eine Kampferinjektion und legte ihm einen Eisbeutel auf den Hals. Doch dem Todkranken reichte das nicht mehr. Er forderte von Klopstock, der Medizin studiert hatte, eine Morphiumspritze, und flüsterte ihm zu: »Töten Sie mich, sonst sind Sie ein Mörder.« Klopstock verabreichte ihm Pantopon, ein Opiumpräparat. Als er aufstand, um die Spritze zu reinigen, sagte Kafka: »Gehen Sie nicht fort.« Worauf Klopstock erwiderte: »Ich gehe ja nicht fort.« Kafka lehnte sich zurück – und sagte: »Aber ich gehe fort.«

Als offizielle Todesursache wurde Herzversagen festgestellt.

Papst Pius XII.: Wer erlöst einen neidischen Mediziner?

Das italienische Volk war entsetzt, man redete sich die Köpfe heiß, palaverte und gestikulierte, als gelte es, die skandalöse Schiedsrichterentscheidung in einem Fußballspiel zwischen Juventus Turin und Inter Mailand aufzuarbeiten. Doch der Grund war ein anderer – etwas, das selbst in Italien den Fußball in den Schatten stellte. Es ging nämlich um die letzten Tage im Leben des Papstes, von Pius XII. Normalerweise stirbt ein Papst eigentlich nicht, sondern er geht von dieser Welt, oder noch besser »in die Ewigkeit ein«. In jedem Fall werden dazu keine medizinischen Details bekanntgegeben, denn der Tod des obersten Hirten soll im Bewusstsein der Menschen weniger eine biologische Erscheinung als ein göttlicher Akt sein.

Doch diesmal war alles anders. Radio Vatikan sendete eine Messe direkt aus dem Sterbezimmer des Papstes, und im Hintergrund konnte man dabei die Atemgeräusche des Sterbenden hören. Noch schlimmer war aber das, was man etwas später in der Tageszeitung *Il Tempo* unter der groß gedruckten Überschrift *Vier Tage am Bett des mit dem Tode ringenden Papstes* lesen konnte. Als Autor zeichnete: Professor Riccardo Galeazzi-Lisi. Der Artikel lässt selbst Hartgesottenen das Blut in den Adern gefrieren.

Da hieß es beispielsweise, dass man keinen Katheter mehr anlegen musste, »weil der Heilige Vater eine ausreichende Menge Urin abgesondert hat«. Und weiter: »Das Ende kommt rasch voran. Wir wollen den Heiligen Vater nicht weiter mit Einspritzungen und Untersuchungen quälen, die sowieso keine Bedeutung mehr haben.« Bis schließlich Papst Pius endlich erlöst worden sei: »Er macht noch zwei weitere Atemzüge, jedoch mit erheblichem Abstand. Dann fließt ein kleines Rinnsal schwärzlichen Blutes aus dem linken Mundwinkel herunter. Schließlich neigt er sein Haupt.«

Einige Tage später erschien noch ein Foto in deutschen und französischen Illustrierten, auf dem zu sehen war, wie der Papst von einer Nonne künstlich ernährt wurde. Urheber auch hier wieder: Professor Galeazzi-Lisi. Dass er mit der Preisgabe solcher Details nicht nur manchen Gläubigen verschreckte, sondern auch gegen die ärztliche Schweigepflicht verstieß, lag auf der Hand. Die italienische Ärztekammer reagierte daher umgehend mit seinem Ausschluss, und im Vatikan erhielt er Hausverbot. Doch es bleibt die Frage, was diesen Mediziner, der es bis zum Leibarzt des göttlichen Vertreters auf Erden gebracht hatte, so in die Öffentlichkeit zog, dass es ihn schließlich sein Lebenswerk kostete. Die Antwort: Er war zu mittelmäßig, um seine Mittelmäßigkeit ertragen zu können.

Galeazzi-Lisi lernte den Papst im Sommer 1938 kennen, als dieser noch kein Papst war, Eugenio Pacelli hieß und als Staatssekretär beim Vatikan arbeitete. Dem Geistlichen war ein Sandkorn ins Auge geflogen, so dass er spontan die nächste Arztpraxis aufsuchte – eben die von Dr. Galeazzi-Lisi. Zufällig war er ein Okulist, wie man damals die Augenspezialisten nannte, und so war das Entfernen des Sandkorns für ihn ein Kinderspiel, das in drei Minuten erledigt war. Aber die beiden Männer kamen dabei ins Gespräch, und dieses hinterließ bei dem Vatikan-Angehörigen offenbar einen so nachhaltigen Eindruck, dass er acht Monate später, nach seiner Ernennung zum Papst, den kleinen und gedrungenen Mediziner zu seinem Leibarzt machte. Für Galeazzi-Lisis Karriere war das natürlich ein Quantensprung: Gerade noch ein unbedeutender Okulist mit mäßig florierender Praxis, war er nun plötzlich in unmittelbarer Nähe zu einem der einflussreichsten und bekanntesten Männer der Welt! Man muss schon ziemlich fest in sich selbst ruhen, um dabei nicht abzuheben. Galeazzi-Lisi hatte diese innere Stärke nicht.

Zunächst lief es gut für ihn. Der Papst überhäufte ihn mit Titeln, ernannte ihn zum Professor, zum Major der Päpstlichen Garde, zum Obersten Arzt des Vatikans und sogar zum Mitglied der päpstlichen Akademie der Wissenschaften, der siebzig berühmte Gelehrte aus aller Welt angehörten, wie etwa Sir Alexander Fleming, der Entdecker des Penicillins. Das Problem dabei: Galeazzi-Lisi gehörte eigentlich gar nicht in diese Liga. Seine Qualitäten als Mediziner waren eher mäßig, doch das fiel niemandem auf. Im Vatikan gibt es naturgemäß wenig zu tun, weil dort ja besonders viele Asketen mit gesundem Lebensstil wohnen. Auch Papst Pius gehörte zu ihnen. Er war so etwas wie der Marc Aurel des 20. Jahrhunderts: Er aß wenig, betete viel, machte jeden Morgen seine Gymnastik im Freien, und Stress mit Frauen, Kindern oder Lebensunterhalt hatte er ohnehin nicht. Andere Stressreize blendete er einfach aus. Als von ihm eine Stellungnahme zum Holocaust in Deutschland erwartet wurde, hüllte er sich in Schweigen. Selbst als die deutsche Wehrmacht 1943 in Rom einzog und direkt vor seiner Haustür mit der Deportation von Juden begann, hielt er sich mit öffentlichen Stellungnahmen zurück. Ein Verhalten, das später zum Anlass für vernichtende Kritiken am Vatikan genommen wurde. Autoren wie John Cornwell und Daniel Jonah Goldhagen bezichtigten Papst Pius XII. sogar einer geistigen Nähe zu Rassismus und Antisemitismus, doch da scheint wohl laut neueren Studien nichts dran zu sein.

Galeazzi-Lisi interessierte das politische Geschehen nur wenig, er lebte wie eine Made im Speck. Sein Ruf als Arzt wuchs, ohne dass er sonderlich etwas dafür leisten musste. Hin und wieder ein Diätvorschlag für die Verdauung des Papstes, Kamillentee gegen seine Schlaflosigkeit, Vitamine für seine Fitness und das eine oder andere Antibiotikum, wenn es in den Atemwegen zu brodeln begann – das waren medizinische Alltagsanwendungen, für die man nicht besonders qualifiziert sein musste. Und dass Galeazzi-Lisi ein mechanisches Pferd zur körperlichen Ertüchtigung des Papstes aufstellen ließ und ihn, weil er bei seinen Audienzen immer vielen Keimen ausgesetzt war, von einem motorbetriebenen Zerstäuber mit Desinfektionsmitteln umnebeln ließ, gehört nicht gerade zu den Meilensteinen, sondern allenfalls ins Kuriositätenkabinett der Medizingeschichte.

Im Januar 1954 kamen jedoch andere Herausforderungen auf den päpstlichen Leibarzt zu. Sein Patient war inzwischen kreidebleich und fast bis zum Skelett abgemagert, er hatte chronischen Schluckauf und fand allenfalls noch zwei Stunden Schlaf pro Nacht. Im Februar verschlimmerte sich sein Zustand weiter: Er spuckte Blut und konnte nicht einmal mehr flüssige Nahrung bei sich behalten. Galeazzi-Lisi verfasste daraufhin ein ärztliches Bulletin, das eher nach Abschied als nach einer medizinischen Diagnose klang. Sogar die Kurie des Heiligen Stuhls hatte den Kranken bereits aufgegeben und die Mitglieder des Kardinalskollegiums gebeten, in der Nähe zu bleiben, damit man zügig einen neuen Papst wählen konnte.

Doch dann kam Dr. Paul Niehans, ein Verfechter der umstrittenen Frischzellentherapie. Geholt hatte ihn die einzige Frau des Vatikans, die bayerische Nonne und Haushälterin Pasqualina, aber auch Pius und Galeazzi-Lisi kannten den Schweizer Mediziner noch von früheren Kontakten her. Seine Anwesenheit war durchaus im Sinne des vatikanischen Oberarztes, denn er dachte, dass es nicht schaden könnte, wenn ein Kollege die Ausweglosigkeit der päpstlichen Situation bestätigte.

Doch Niehans bestätigte nicht, er handelte. Er gab dem Kranken schluckweise eiskaltes Wasser zu trinken und stillte dadurch Schluckauf und Magenbluten. Danach injizierte er Zellen, die aus den Föten von Schafen stammten. Es handelte sich im Grunde um eine tausendfache und unspezifische Transplantation vom Tier auf den Menschen, und so etwas gilt in der Medizin bis heute als überaus riskant. Doch bei Pius schlug es wunderbar an. Der Papst begann wieder normal zu essen, und auch sein Schlaf wurde besser. Man konnte förmlich zusehen, wie er wieder zu Kräften kam. In der Kurie begann man von einem Wunder zu sprechen, und Niehans und seine Frischzellenkur wurden ausgiebig in der Presse behandelt und weltweit zum Gesprächsthema Nr. 1. Der Schweizer »Wunderdoktor« war in aller Munde – nur von seinem Kollegen Galeazzi-Lisi sprach niemand mehr. Er ahnte, dass seine Tage im Vatikan gezählt sein würden, sofern Pius XII. das Zeitliche segnen würde. Und damit war auch jederzeit zu rechnen, denn der Papst war mittlerweile fünfundsiebzig Jahre alt.

Und in der Tat sollte es dem obersten Pontifex schon bald wieder schlechter gehen. Im Dezember 1954 verletzte er sich beim Heben von Akten aufs schwerste: Ein Teil der oberen Magenwand hatte sich durch das Zwerchfell gebohrt und sich dort verhakt – Zwerchfellbruch! In der Folge kam es zu unerträglichen Magenschmerzen, Atemnot und abermals Schluckauf und Bluthusten. Schwester Pasqualina ließ erneut Dr. Niehans einfliegen. Der stets vernünftige und besonnene Schweizer verzichtete auf therapeutische Alleingänge und verständigte sich mit Galeazzi-Lisi auf das Einberufen eines Ärztekonziliums, um die Meinungen anderer Kollegen einzuholen. Ein geschickter Schachzug, nicht nur, um neidische Kollegen zu beruhigen, sondern auch, um wirklich das medizinisch Beste für den

Patienten herauszuholen. Also wurden noch drei anerkannte Medizinprofessoren aus Italien hinzugezogen: Raffaele Paolucci, Antonio Gasbarini und Luigi de Stefano.

Das Konzilium entwickelte sich allerdings zu einem aberwitzigen Expertenstreit. Paolucci, de Stefano und Gasbarini plädierten für eine sofortige Operation, während Niehans davon abriet, weil der Patient seiner Meinung nach zu schwach dafür war. Und Galeazzi-Lisi? Er hatte zunächst gar keine Meinung und war vermutlich hoffnungslos überfordert.

Dr. Niehans, immerhin schon zweiundsiebzig Jahre alt, begann zu kämpfen. Er argumentierte aus seiner langen Erfahrung als Chirurg, die Argumente seiner schulmedizinisch-konservativen Gegner wurden Stück für Stück auseinandergenommen. Gasbarini, Galeazzi-Lisi und de Stefano ließen sich überzeugen. Nur Paolucci verließ entrüstet das Konzilium, um sogleich eine Pressekonferenz einzuberufen und Niehans aufs schärfste zu attackieren. Doch der störte sich nicht daran und machte sich derweil lieber an die Behandlung des Patienten. Sein Plan: das Zwerchfell mit einem lokalen Betäubungsmittel punktieren und dadurch kurzfristig lähmen, dann dem Patienten etwas Kartoffelbrei einflößen, so dass sein Magen schwerer wird, nach unten sinkt und schließlich das Zwerchfell freigibt. Eine geniale Idee. Und genial war auch, dass Niehans den Eingriff nicht selbst vornahm, sondern dies seinem Kollegen Professor Gasbarini überließ. Damit sorgte er gleich noch für Frieden an der Ärztefront. Mit einer Ausnahme: Professor Galeazzi-Lisi, denn der spielte jetzt überhaupt keine Rolle mehr. Dafür ging es Papst Pius XII. umso besser, und er sollte noch fast drei Jahre bei guter Gesundheit bleiben.

Am 8. Oktober 1958 kam jedoch der finale Zusammenbruch. Pius erlitt einen Spasmus an der Hauptschlagader und fiel ins Koma. Gasbarini gab ihm Medikamente, um das Blut flüssig zu halten. Außerdem holte er Kollegen hinzu – am Schluss standen sieben Ärzte um das Krankenlager des Papstes. Einer von ihnen jedoch, Professor Galeazzi-Lisi, brachte keinen Sachverstand, sondern eine versteckte Kamera mit. Außerdem notierte er heimlich alle Details der Behandlung, um später eine gute Story und Fotos für die Presse zu haben. Sie sollten gleich in mehreren Zeitungen und Zeitschriften erscheinen …

Pius XII. starb am 9. Oktober 1958. Galeazzi-Lisi bastelte danach nicht nur fleißig an seinem Presseartikel, als Leibarzt des Papstes war es auch an ihm, für die Einbalsamierung des Leichnams zu sorgen. Dieses Prozedere entsprach einer jahrhundertelangen Tradition, um der trauernden Glaubensgemeinde noch für einige Tage ihren obersten Hirten präsentieren zu können. Normalerweise wurden dazu dem Körper die inneren Organe entnommen und das Blut durch eine konservierende Flüssigkeit ersetzt. Doch Galeazzi-Lisi wollte etwas Neues ausprobieren. Etwas, bei dem man nicht den Körper öffnen musste. Der tote Pius wurde in einem Kräuter-Öl-Gemisch gebadet und danach in eine Klarsichtfolie eingehüllt. Der Leichnam bekam jedoch dadurch ein ausgesprochen unnatürliches Aussehen. Zudem konnte von Konservierung keine Rede sein. Der aufgebahrte Pontifex verströmte einen so intensiven Verwesungsgeruch, dass die um ihn aufgestellten Wachen reihenweise in Ohnmacht fielen. Während der Überführung zum Petersdom hörte man aus dem Leichenwagen mehrfach ein lautes Knallen, weil dem Toten bei jeder Straßendelle die Fäulnisgase entwichen. Im Dom schließlich wurde er vorsichtshalber so hoch aufgebahrt, dass die Trauergemeinde die Verfärbungen an Gesicht und Händen nicht sehen konnte. Angeblich soll Papst Pius XII. am Ende sogar die markante Nase abgefallen sein.

Professor Galeazzi-Lisi schrieb später noch ein Buch mit dem Titel *Im Schatten und im Licht Pius' XII.* Das öffentliche Interesse daran war mäßig. Die Ärztekammer entzog dem ehemaligen Papst-Medikus die Arbeitserlaubnis, doch der Geschasste ging dagegen mehrfach in die Berufung. Die juristischen Scharmützel waren noch nicht beendet, als Galeazzi-Lisi im November 1968 einem Herzleiden erlag, im Alter von siebenundsiebzig Jahren. Erst dann konnte seine Akte geschlossen werden. Zumindest juristisch. Denn als mahnendes Beispiel für narzisstische und voyeuristische Mittelmäßigkeit ist Galeazzi-Lisi bis heute, der Zeit von *Big Brother* und von öffentlichen Darmspiegelungen und Schönheitsoperationen, ziemlich aktuell.

Antigaspillen für den Führer:
Hitler und seine Killer-Ärzte

Theo Morell war erschüttert. Fast neun Jahre hatte er seinem Führer als Leibarzt gedient, ihm Tausende von Spritzen und Tabletten verabreicht. Es gab Tage, an denen sich Hitler ohne die pharmazeutische Hilfe des »Reichsspritzenministers«, wie Hermann Göring den Mediziner einmal spöttisch nannte, nicht einmal aus seinem Zimmer traute. Doch jetzt, am 21. April 1945, wollte der Führer nichts mehr davon wissen. Beide Männer waren in einem beklagenswerten Zustand, sie zitterten beinahe um die Wette. Bei dem Mediziner war es wohl die Angst, die ihn durchschüttelte. Bei seinem Patienten jedoch hatte er einige Tage zuvor noch die »Abart einer Schüttellähmung« diagnostiziert. Und nun wollte er ihm Koffein injizieren, gegen Erschöpfung und Müdigkeit. Doch Hitler, obwohl mittlerweile arzneiabhängig, mochte nicht mehr. Er bekam einen seiner berüchtigten Schreikrämpfe und brüllte: »Sie wollen mir wahrscheinlich Morphium geben!« Das stimmte zwar nicht, doch das war jetzt auch schon egal – der Führer wollte einfach den Schlussstrich unter das Verhältnis ziehen. Er befahl dem verdutzten Mediziner, auf der Stelle seine Uniform als Leibarzt abzulegen; er brauche ihn nicht mehr. »Und verhalten Sie sich so, als hätten Sie mich nie gesehen!«

Die unehrenhafte Entlassung traf Morell so schwer, dass er zusammenbrach und weinte wie ein kleines Kind. Doch sie rettete ihm vermutlich auch das Leben, zumindest kurzfristig. Denn während die verbleibenden Insassen des Führerbunkers wenig später Selbstmord begingen oder in russische Gefangenschaft gerieten, gelang ihm noch die Flucht. Nur kurz kam er bei den Alliierten in Haft. Er starb schließlich am 25. Mai 1948 in einem Krankenhaus am Tegernsee.

Unter den vielen Ärzten aus dem Umfeld Hitlers war Morell sicherlich die schillerndste Figur. Seine Kollegen belächelten ihn entweder wegen seiner Uniform, die ihn dicker aussehen ließ, als er ohnehin schon war, oder aber sie sahen in ihm einen gefährlichen Scharlatan, der den Führer allmählich vergiftete. Seine Therapien mit Bakterienextrakten, Amphetaminen, Vitaminen, Blutegeln und strychninhaltigen Präparaten wirkten auf Hochschulmediziner absurd, und man spottete, dass man eben nichts anderes erwarten könne von einem Mann, der lediglich über den zweiten Bildungsweg zum Dr. med. gekommen sei. In all diesen Vorwürfen spielte sicherlich Neid eine große Rolle. Doch eines steht fest: Morell war anders als die übrigen Mediziner, und gerade das machte ihn für Hitler so interessant. Der Diktator hatte panische Angst vor Krebs, weil seine Mutter im Alter von gerade mal siebenundvierzig Jahren an einem Brusttumor gestorben war. Doch dies führte nicht etwa dazu, dass er sich regelmäßig untersuchen ließ, sondern verstärkte nur seine ablehnende Haltung gegenüber der konventionellen Medizin, die ja Klara Hitlers frühen Tod nicht zu verhindern gewusst hatte. Sohn Adolf umgab sich daher nicht mit anerkannten Experten, sondern eher mit den Außenseitern oder Newcomern der Medizin, die dann erst durch seine Protektion Karriere machten.

Hitler traf Morell erstmalig im Dezember 1936, um sich wegen eines Unterschenkel-Ekzems behandeln zu lassen, das ihn am Tragen seiner Armeestiefel hinderte. Der Venerologe betrieb damals eine lukrative Praxis am Berliner Kurfürstendamm, doch unter seinen Kollegen galt er als nachlässig und von mangelnder Hygiene. Hitlers Lebensgefährtin Eva Braun bekräftigte später diesen Eindruck, als sie den Arzt selbst als »ekelhaft« und seine Praxis als »Schweinestall« bezeichnete. Ein englischer Major, der Morell nach Kriegsende verhörte, bescheinigte ihm »kriecherische Manieren«, eine »undeutliche Sprechweise« und »die hygienischen Gewohnheiten eines Schweines«.

Nichtsdestoweniger zählten in der Vorkriegszeit illustre Persönlichkeiten wie Max Schmeling, Marika Rökk und Richard Tauber zu Morells Patienten. Und auch den damals körperlich und psychisch erschöpften Hitler wusste er zu überzeugen. Er hatte nämlich einen ganzheitlichen Ansatz und interpretierte das Hautekzem als Folge der Verdauungsstörungen, unter denen der NSDAP-Chef schon seit Jahren litt. Morell verabreichte seinem Patienten sogenannte Mutaflor-Kapseln, eine Aufschwemmung aus Kolibakterien »zur Regulierung der veränderten Darmflora«. Aus heutiger Sicht könnte man das wohl als eine Art probiotischer Therapie bezeichnen, mit dem Ziel, die Zusammensetzung der Darmbakterien positiv zu beeinflussen. Wie man heute weiß, kann diese Strategie bei Verdauungsbeschwerden und allergischen Hauterkrankungen durchaus erfolgreich sein. Problematischer waren da schon »Dr. Kösters Antigaspillen«, die Morell gegen Hitlers Blähungen verordnete. Sie enthielten nämlich nicht nur das Stechapfelgift Atropin, das direkt aufs vegetative Nervensystem wirkt, sondern auch Strychnin, dem man sonst eher bei Mord- und Selbstmordversuchen begegnet.

Hitler schluckte die Antigaspillen viele Jahre lang. Welche Folgen die langfristige Einnahme hatte, weiß niemand, doch die beiden Gifte dürften ihre Wirkung auf die Leber nicht verfehlt haben. Kurzfristig allerdings schlug Morells Therapie wunderbar an. Nach einem Monat war das Ekzem verschwunden, und auch die Verdauung funktionierte besser. Hitler spottete über die Ärzte, die ihn vorher behandelt und auf Diät gesetzt hatten. »Sie erlaubten mir nur Tee und Zwieback ... Ich war so schwach, dass ich kaum noch am Schreibtisch arbeiten konnte. Dann kam Morell und hat mich gesund gemacht.«

Hitler erwachte zu neuem Tatendrang, nichts schien ihn mehr aufhalten zu können. Es ging ihm gut, doch quasi als Versicherung gegen gesundheitliche Rückschläge wollte er Morell stets in seiner Nähe wissen. Er kürte ihn daher am Silvesterabend 1936 offiziell zu seinem persönlichen Leibarzt. Morell gehörte daraufhin zur deutschen Prominenz. Kein anderer Arzt war so bekannt wie er, und das rief seine Kollegen auf den Plan. Immer wieder wurde seine fachliche Kompetenz in Frage gestellt, aber Morells Position blieb unangetastet. Die SS-Mediziner im Führerhauptquartier brachten 1944 die »Antigaspillen-Affäre« ins Rollen, indem sie offene Zweifel an dem Mittel äußerten, was einer Desavouierung von Morell gleichkam. Die Attacken fruchteten jedoch nicht, sondern wurden als Racheaktion neidischer Konkurrenten ausgelegt. »Jeder andere Deutsche hat das Recht, sich seinen eigenen Arzt zu wählen«, meinte Hitler, »und ich habe Morell gewählt.«

Der Leibarzt verließ die Antigas-Turbulenzen als absoluter Gewinner, während die Verschwörer in Ungnade fielen. Einer von ihnen war der bekannte Chirurg Dr. Karl Brandt. Er wurde entlassen und kurz vor Kriegsende sogar noch zum Tode verurteilt. Zur Vollstreckung kam es nicht mehr, im Juni 1948 wurde er jedoch im Zuge der Nürnberger Ärzteprozesse von den Alliierten hingerichtet. Man hatte ihm nachweisen können, dass er an den Euthanasie-Programmen der Nazis und an den Menschenversuchen in den Konzentrationslagern beteiligt war.

Ebenfalls im Zuge der Antigaspillen-Affäre abgewickelt, wenn auch nicht zum Tode verurteilt wurde der HNO-Spezialist Dr. Erwin Giesing. Er war in den Ärztestab Hitlers aufgerückt, weil dieser nach dem missglückten Attentat vom 20. Juli 1944 unter chronischen Kopfschmerzen und blutenden Gehörgängen litt. Giesing half ihm, indem er die Nasenlöcher des Patienten regelmäßig mit einer zehnprozentigen Kokainlösung bestrich und dem Diktator die Droge auch noch zum Inhalieren gab. Hitler fühlte sich nach diesen Sitzungen tatsächlich besser und »ganz frei im Kopf«, allerdings verfiel er körperlich und geistig immer mehr. Giesing behauptete später, dass er vorhatte, den Diktator irgendwann einmal mit einer Überdosis zu vergiften. Man muss daran zweifeln, denn Giesing war nicht unbedingt als kritischer Geist mit Revoluzzer-Potential bekannt. Jedenfalls blieb die tödliche Dröhnung aus. Giesing wurde im Oktober 1944 aus dem Dienst entlassen – und die 10 000 Reichsmark Abfindung dürften Hitlers wichtigstem Koksdealer den Abschied leicht gemacht haben.

Kokain war nicht die einzige Droge, mit der die – von Haus aus eigentlich ziemlich robuste – Gesundheit des Diktators traktiert wurde. Allein mit Morells Verordnungen hätte man eine ganze Fußballmannschaft vergiften können. So spritzte er jedes Mal, wenn die Kräfte des Führers nachließen oder er, etwa vor einer Rede, einen Extrakick brauchte, eine Mischung aus hochdosierter Glukose und Pervitin, einem Stoff aus der Gruppe der Amphetamine. Hitler folgte darin dem Beispiel seiner Soldaten. Denn Pervitin-Präparate gehörten seinerzeit zur Grundausrüstung des deutschen Militärs, man nannte sie »Stuka-Tabletten« oder »Hermann-Göring-Pillen«. Allein zwischen April und Juni des Jahres 1941 bezogen Wehrmacht und Luftwaffe mehr als 35 Millionen Tabletten des angsthemmenden Aufputschmittels. Auf Intervention von Reichsgesundheitsführer Leonardo Conti bekam man die Droge jedoch ab Mitte 1941 nur noch auf Rezept, so dass sich ihr Verbrauch deutlich reduzierte. Morell störte das nicht. Als Leibarzt des Führers hatte er natürlich unbeschränkten Zugriff auf Pervitin, das im Dauergebrauch zu Abhängigkeit, Zittern, plötzlichen Blutdruckabfällen und Panikattacken führt.

Gegen Hitlers Schlaflosigkeit und Hyperaktivität verordnete Morell – ebenfalls zur Sucht führende – Barbiturate. Dabei kam es immer wieder zu Überdosierungen, so dass der Diktator beispielsweise bei Gesprächen einzunicken drohte. In diesem Fall gab es dann als Gegenmittel Coramin, ein Psychostimulans. Es steht heute auf der Dopingliste. Die amerikanische

100-Meter-Sprint-Weltmeisterin Torri Edwards wurde im Jahre 2004 wegen der Einnahme dieses leistungssteigernden Mittels für zwei Jahre gesperrt.

Gegen seine Verstopfungen und Blähungen erhielt Hitler neben den Antigaspillen ein Präparat namens Neo-Ballistol. Es handelt sich dabei um ein Öl, das normalerweise zur Pflege und Reinigung von Pistolen und Gewehren eingesetzt wird – was bereits erahnen lässt, dass es zur Einnahme eher ungeeignet ist. Schon Weihnachten 1934 musste Hitler mit schweren Bauchkrämpfen in eine Klinik gebracht werden, weil er sich in Selbstmedikation eine Überdosis des Mittels verabreicht hatte. Morell dürfte dies alles gewusst haben, außerdem war Neo-Ballistol von der Reichsgesundheitsagentur längst verboten worden. Doch das hinderte ihn nicht daran, den Verdauungstrakt seines Patienten weiterhin mit dem Schmieröl zu behandeln.

Anfang der Vierzigerjahre zeigten sich bei Hitler zunehmend Symptome einer Parkinson-Erkrankung, die vermutlich im Zusammenhang mit seinem Amphetamin-Konsum stand. Sein Leibarzt verschwendete jedoch keinen Gedanken daran, die von ihm selbst verordneten Aufputschmittel abzusetzen, sondern verordnete ein Präparat namens »Homberg 680«, ein Abkömmling von Atropin, jenem Gift also, das sein Patient schon in Form der Antigaspillen erhielt. Eine Überdosierung war hier geradezu unvermeidlich. Gegen Hitlers zunehmende Erschöpfung gab es zudem hochdosierte Vitamine und das Männerhormon Testosteron, außerdem wurde die Frequenz der Glukose-Amphetamin-Injektionen gesteigert.

Als sich im Frühjahr 1943 die deutschen Niederlagen an den Kriegsfronten häuften und Hitler zunehmend unter Depressionen litt, präsentierte sich Morell hingegen wieder ganz als Alternativheiler: Er verabreichte seinem Patienten ein tierisches Extrakt aus Samenbläschen und Prostatagewebe.

Insgesamt ließen Hitlers Ärzte, allen voran Morell, ihren Patienten neunzig unterschiedliche Präparate einnehmen. In den letzten Kriegsjahren schluckte er achtundzwanzig Pillen oder Tabletten pro Tag, hinzu kamen diverse Amphetamin- und Zuckerspritzen sowie Nasenpinselungen, Augentropfen und Inhalationen mit Kokain. All das belastete seinen Körper weitaus mehr, als seine Krankheiten allein es jemals getan hätten. Doch Hitler überlebte diese unbeabsichtigten Attentate der Medizin genauso wie die zweiundvierzig absichtlichen Anschläge auf ihn, die geplant oder sogar durchgeführt wurden. Es ist müßig, sich darüber Gedanken zu machen, warum ausgerechnet ihm, der die Welt mit Tod und Zerstörung überzog, dieses Glück zuteilwurde.

Interessanter ist da schon die Frage, ob Hitler durch die diversen medizinischen Manipulationen in seiner Persönlichkeit beeinflusst wurde. Wir müssen heute davon ausgehen, dass er gerade in den letzten Kriegsjahren ständig unter Drogen stand, die das Denken und Handeln eines Menschen verzerren und umpolen können, und diese Mittel bekam er von seinen Ärzten. Doch das taugt weder zur Entschuldigung Hitlers noch dazu, ein abschließendes Urteil über seine medizinischen Betreuer zu fällen. Denn die Datenlage ist lückenhaft. Sie kann nicht klären, inwieweit der Diktator die Drogen einforderte, inwieweit also seine Ärzte von ihrem herrschsüchtigen Patienten – direkt oder indirekt – gezwungen wurden, den Drogenkurier zu spielen. Der Faktor Angst bleibt eine Variable, die man nicht ausblenden darf, wenn man das Verhalten der Menschen in einer Diktatur verstehen will.

Evita darf nicht sterben: Ärzte an den Leinen der Politik

Eigentlich hätten sie gar nicht da sein dürfen, doch offenbar hatte es eine undichte Stelle gegeben. Und so scharten sich Tausende von Menschen um die »Presidente Perón«, eine Poliklinik in einem Arbeiterviertel von Buenos Aires. Ein imposantes Gebäude mit modernsten Geräten. Trotzdem war die Behandlung dort für jedermann kostenlos – weil Evita Perón das so entschieden hatte. Es waren solche spektakulären Aktionen, mit denen die Frau des Präsidenten zur »Mutter der Hemdlosen« und zum »Engel der Armen« geworden war. Doch jetzt, am 6. November 1951, lag sie selbst im »Presidente Perón«. Eine Operation sollte endlich Klarheit über die Ursachen ihrer Unterleibsbeschwerden schaffen.

Ausführender Chirurg war ein amerikanischer Krebsspezialist namens Dr. George Pack. Doch Evita wusste nicht, dass sie von ihm operiert wurde. Sie wusste noch nicht einmal, dass er da war. Als er in den OP-Saal kam, war sie bereits betäubt.

Pack schnitt die Frau auf, und seine Diagnose fiel verheerend aus. Der Gebärmutterkrebs hatte bereits auf fast alle Unterleibsorgane übergegriffen. Er entfernte alles, was noch möglich war und legte einen künstlichen Darmausgang. Dann vernähte er die Frau – um anschließend sofort wieder in sein abgeschiedenes Hotel gebracht zu werden. Nicht ein Wort hatte er mit seiner Patientin gewechselt, und er würde auch keines mehr mit ihr wechseln. Denn Dr. Pack war der Mann, der in Evita Peróns Leben offiziell nicht vorkommen sollte. Und seine Patientin die Frau, die nicht sterben durfte.

Evita wurde am 7. Mai 1919 als eines von fünf unehelichen Kindern einer baskischen Köchin geboren. In ihrer Jugend war nicht abzusehen, dass sie später einmal zu einem der bekanntesten Gesichter Argentiniens werden würde. Sie kam aus ärmsten Verhältnissen. Ihre Mutter war von einem reichen Viehzüchter sitzengelassen worden, nachdem er seinen Spaß mit ihr gehabt hatte. Eine Erfahrung, die Evita im Umgang mit Männern prägen sollte. Als sie mit fünfzehn Jahren zu voller Schönheit erblühte, setzte sie dieses Kapital ganz bewusst ein, um im Leben vorwärtszukommen.

Sie schloss sich zunächst einem Tangosänger an, der sie aus ihrem Dorf im Süden Argentiniens mit nach Buenos Aires nahm. Dort verließ sie ihn, um in der pulsierenden Metropole erst als Animiermädchen, später als Fotomodell zu arbeiten. Schon bald wurde sie die Geliebte eines millionenschweren Seifenfabrikanten, der ihr wiederum den Kontakt zum Chef eines Radiosenders verschaffte, der den Unternehmer bald als Geliebter ablösen sollte. Es war Evitas erster Schritt zum Ruhm: Sie bekam eine eigene Radiosendung, in der sie auf die zum Himmel schreiende Armut Argentiniens aufmerksam machte. Sie zelebrierte die Sendung als Spektakel, weinte und klagte an und wurde damit zur Ikone des argentinischen Volkes. Als die Stadt San Juan durch ein Erdbeben verwüstet wurde, sendete sie einen Hilferuf an die Öffentlichkeit, bei dem allen, die zuhörten, ein Schauer über den Rücken lief.

Evita wechselte noch einmal den Liebhaber. Diesmal war es ein Oberst aus dem Militär, das in Argentinien den Schlüssel zur Macht besaß. Durch ihn lernte sie auf einer Wohltätigkeitsveranstaltung den Kriegsminister Juan Perón kennen. Am 21. Oktober 1945 läuteten für die beiden die Hochzeitsglocken, und als ihr Mann wenige Monate später zum Präsidenten Argentiniens gewählt wurde, war Evita am Ziel, nämlich an den Zügeln der Macht. Keine Frage, dass sie dies nicht nur ihrem Fleiß und ihrem Intellekt verdankte, sondern auch der Tatsache, dass sie ihre Schönheit bewusst eingesetzt hatte, um sich von einem Mann zum nächsten »hochzuarbeiten« – ein Lebens- und Karrierestil, der ihr später immer wieder zum Vorwurf gemacht und auch als Erklärung für ihre verheerende Krankheit herangezogen wurde.

Evitas Krankengeschichte begann im Januar 1950, als sie dreißig Jahre alt war. Sie wurde das erste Mal ohnmächtig, mitten in der Öffentlichkeit. Ein paar Tage später wurde ihr der Blinddarm entfernt. Möglich, dass den Medizinern bei diesem Eingriff schon der Gebärmutterkrebs auffiel – wir wissen es nicht. Wenn ja, sagte ihr jedenfalls niemand etwas davon. Evita erholte sich nur langsam, sie blieb schwach und anämisch. Im August erlitt sie abermals einen Ohnmachtsanfall, und sie litt an immer heftiger werdenden Unterleibsschmerzen, die vom Hausarzt mit Morphiuminjektionen behandelt wurden.

Doch all das hielt sie nicht davon ab, bis zu achtzehn Stunden am Tag zu arbeiten. Ihr Ziel: Ihrem Mann Juan sollte im November die Wiederwahl zum Präsidenten gelingen – und er sollte sie dann zur Vizepräsidentin machen. Dies wäre nicht nur ein gewaltiger Erfolg für sie persönlich, sondern auch für die Frauenbewegung im patriarchalischen Argentinien, als deren Galionsfigur sie sich verstand. Doch die konservativen Militärs erteilten diesen Visionen eine klare Absage. Am 2. September verkündete Evita per Rundfunk, dass sie kein Interesse mehr am Job des Vizepräsidenten habe. Es war wohl das erste Mal seit ihrer Heirat mit Juan Perón, dass ihr eine Sache, die sie sich in den Kopf gesetzt hatte, nicht gelang.

Währenddessen ging es mit der Präsidentengattin körperlich stetig bergab. Sie erhielt immer größere Mengen an Morphium, was ihren Hausarzt schließlich so beunruhigte, dass er sich an einen Vertrauten Evitas wandte, den mächtigen Gewerkschaftsboss José Espejo. Der wusste sogleich, was zu tun war: Evita musste wenigstens so lange funktionsfähig bleiben, bis der Wahltermin am 11. November vorbei war. Denn, so Espejos Überlegung, ohne die »Mutter der Hemdlosen«, die wie niemand sonst vom Volk verehrt und geliebt wurde, hätte Juan Perón keine Chancen auf die Wiederwahl, und dann würde es auch mit der Karriere des Gewerkschaftlers bergab gehen. Er wusste jedoch auch, dass die störrische Evita sich seit ihrer Blinddarmoperation allen medizinischen Ratschlägen und seit ihrer politischen Schlappe überhaupt allen männlichen Ratschlägen versperrte. Und so beschloss Espejo, ihre Diagnose und Therapie unter seine Kontrolle zu bringen – ohne dass Evita davon etwas merken würde. Ihr Gatte Juan segnete diese Intrige ab, denn auch er wusste, dass Evita sein alles entscheidender Pluspunkt im Kampf um die Präsidentschaft war.

Daraufhin kam es zu einer Aktion, die jedem Agententhriller zur Ehre gereichen würde. Als Erstes verabreichte der Hausarzt seiner Patientin anstelle der Morphium- eine Betäubungsspritze. Evita wurde bewusstlos und in einem Cadillac, der als Rote-Kreuz-Wagen getarnt war, in die »Presidente Perón«-Klinik verfrachtet. Dort wurde sie von Chefarzt Dr. Ricardo Finochietto untersucht. Man entnahm ihr Blut- und Gewebeproben und setzte ihren wehrlosen Körper auf einen gynäkologischen Stuhl für eine Untersuchung, bei der vermutlich Dutzende von Augenpaaren zuguckten. Am Schluss gab es noch einmal eine Betäubungsspritze, damit sie erst wieder aufwachte, nachdem man sie in ihre Residenz zurückgebracht hatte.

Die Untersuchungen ergaben ziemlich konkrete Verdachtsmomente auf Gebärmutterkrebs und Leukämie. Doch wieder erfuhr die Patientin selbst nichts davon. Stattdessen beschloss man, dass sie operiert werden sollte, und zwar von dem renommierten Krebsspezialisten Dr. George Pack vom Memorial Hospital in New York. Die Peronisten, die sich selbst als Mittler zwischen Kommunismus und Kapitalismus verstanden, vom Rest der Welt aber eher als Faschisten gesehen wurden, holten sich also Hilfe ausgerechnet aus dem verhassten Amerika. Es war klar, dass dies verheimlicht werden musste. Also wurde Pack bei Nacht und

Nebel eingeflogen. Evita und der Öffentlichkeit wurde lediglich mitgeteilt, dass es sich um einen Routineeingriff handeln würde, der von Dr. Finochietto durchgeführt werden sollte. »Nicht eine Menschenseele erzählte Evita, unter welcher Krankheit sie eigentlich litt«, berichtete später Hernán Benitez, ein Jesuitenpater, der ihr geistiger Beistand war. Die einen wussten es nicht besser, die anderen wollten es nicht sagen, gerade weil sie es wussten.

Dr. Pack operierte nach allen Regeln der Kunst, er unterzog den Unterleib der Patientin praktisch einer Totaloperation. Denn fast alle Organe waren mittlerweile vom Krebs befallen, vermutlich auch die Leber. Für den erfahrenen Operateur stand fest, dass die todkranke Frau trotz seiner Eingriffe keine Chance mehr hatte. Auch eine Strahlentherapie würde allenfalls eine kurzfristige Erholung bringen, der dann ein umso heftigerer Zusammenbruch folgen würde. Der amerikanische Mediziner gab Evita noch sechs bis neun Monate zu leben, keine Therapie könnte daran mehr etwas ändern. Doch sein Statement wollte niemand hören. Sein Operationsbericht wurde von einem gewissen Dr. Albertelli unterzeichnet, der wohl bei dem Eingriff assistiert, aber nicht einen einzigen Schnitt selbst gesetzt hatte.

Dr. Pack verschwand genauso still und heimlich, wie er hergeschafft worden war. Die amerikanische Regierung, die seinen Einsatz in Argentinien mit eingefädelt hatte, gratulierte ihm, dass er sich in der »wichtigen und schwierigen Situation« sehr professionell verhalten habe. Auch sei es »sehr weise« von ihm gewesen, den Fall nicht in der Öffentlichkeit auszubreiten. Der Arzt wusste, dass dies nichts anderes war als eine dezente Aufforderung, sein Schweigen keinesfalls zu brechen. Auf den erhofften Karriereschub aber wartete er vergeblich.

Das Konzept von Perón, Espejo & Co. hingegen erfüllte die Erwartungen: Die Peronisten gewannen die Wahl, und zwar mit überwältigender Mehrheit. Es war der Sieg von Evita Perón. Doch die konnte sich zunächst nicht mehr in der Öffentlichkeit zeigen. Denn zwischen ihr und dem Volk standen nun ein künstlicher Darmausgang und die Folgen einer Strahlentherapie, die sie nach der Operation über sich ergehen lassen musste. Spätestens hier hätte sie eigentlich ihren Zustand endgültig begreifen müssen. Dagegen stand jedoch Dr. Finochietto mit seiner Bagatellisierungsstrategie. Er beruhigte seine Patientin, dass sie schon bald wieder auf dem Damm sein würde. Außerdem zog er einen japanischen Radiologen hinzu, der jedoch zunächst nur wenig kooperativ war. Er sah, vor allem bei der Leber, keine Chance mehr für eine Strahlentherapie. Nach einem persönlichen Gespräch mit Juan Perón jedoch zeigte sich der japanische Experte plötzlich vom Gegenteil überzeugt und veranstaltete an Evitas malträtiertem Körper ein Strahlenbombardement, das an Hiroshima erinnerte.

Wie es Evita noch einmal schaffte, mit ihrem Mann – acht Wochen nach der Operation – tatsächlich wieder einen öffentlichen Auftritt zu meistern, bleibt ein Rätsel. Es hatte vermutlich etwas mit dem Sieg des Geistes über den maroden Leib zu tun. Ihr Präsidentengatte jedenfalls war so begeistert, dass er Dr. Finochietto die »Medalla de Oro« verlieh, eine der höchsten Auszeichnungen, die es in Argentinien gab. Und als würde sie die Medaille rechtfertigen wollen, ging es Evita kurzfristig tatsächlich etwas besser. Vollgepumpt mit Medikamenten hielt sie Ansprachen, empfing sie Diplomaten, besuchte sie Kinderheime, und die Radiosender bescheinigten ihr, schöner denn je zu sein. Doch dann kam es genau so, wie Dr. Pack es vorhergesagt hatte: Der kurzen Euphorie folgte umso heftiger der nächste Zusammenbruch.

Das Jahr 1952 erlebte sie praktisch nur noch im Dämmerzustand. Mittlerweile waren auch Leber und Lunge vom Krebs zerfressen, und mit ihrer täglichen Morphiumdosis hätte man ein Dutzend Leute ausschalten können. Doch auch jetzt wollte Finochietto die Todkranke nicht einfach gehenlassen. Er holte Spezialisten aus Deutschland. Einer von ihnen war Dr. Hans Hinselmann. Er brachte gleich zwei vorzügliche Qualifikationen mit: Da war zum einen seine fachliche Kompetenz als Gynäkologe und Erfinder der Kolposkopie, einem Verfahren zur Früherkennung von Gebärmutterhalskrebs. Zum anderen hatte er eine Vorgeschichte als Arzt des Dritten Reichs – ein britisches Militärgericht hatte ihn 1946 zu drei Jahren Haft verurteilt wegen illegaler Sterilisationen an »Zigeunerinnen«. Außerdem hatte er sein Kolposkop in Auschwitz an wehrlosen KZ-Insassen ausprobiert. Hinselmann war also fachlich, politisch und charakterlich bestens geeignet für die Behandlung der argentinischen Präsidentengattin, die nach dem Krieg nicht wenigen Nazi-Verbrechern die Flucht in ihr Land ermöglicht hatte.

Doch auch der deutsche Gynäkologe konnte nichts mehr ändern, ebenso wenig wie zwei Kollegen und Landsleute von ihm, die später noch hinzugezogen wurden. Evita Perón starb am 26. Juli 1952 im Alter von nur dreiunddreißig Jahren.

Ihre Ruhe sollte sie trotzdem nicht finden. Der Leichnam wurde zunächst einbalsamiert und in einem gläsernen Sarg zur Schau gestellt. 1956 wurde er nach Mailand ausgeflogen und unter falschem Namen beerdigt. Im September 1971 brachte man Evita heimlich nach Madrid. 1974 ließ sie Isabel Perón, die dritte Frau des Staatspräsidenten, nach Argentinien bringen, wo sie im Oktober 1976 endlich im Familiengrab ihres Vaters bestattet wurde. Dieses Grab ist nach wie vor eine der beliebtesten Pilgerstätten Argentiniens.

KAPITEL 4

Fitspritzer und Menschenfreunde

»Ich hab es doch nur gut gemeint.« Diesen Satz hätte so mancher Arzt den Angehörigen eines verstorbenen Patienten ab der Mitte des 19. Jahrhunderts sagen können. Denn seit dieser Zeit wurde die Medizin immer mehr mit Mitteln aus den Apotheken und der Pharmaindustrie munitioniert. Das erweiterte einerseits das Therapiespektrum, andererseits erzeugte es aber auch bei vielen Ärzten ein Gefühl von Omnipotenz. Sie glaubten jetzt, endgültig alle Krankheiten unter Kontrolle zu haben, weil es nun für jedes Problem irgendeine Pille oder Spritze gab. Und so verordneten sie ihren Patienten die Medikamente gleich kübelweise, ohne deren Risiken einzukalkulieren. Und wenn sich tatsächlich irgendwelche Nebenwirkungen bemerkbar machten, wurden diese eben mit einem anderen Mittel bekämpft. Auf diese Weise wurden die Patienten in humane Chemielabors verwandelt, und wenn sie am Ende starben, hatten sie das zuweilen weniger ihren Krankheiten als ihren Arzneimitteln zu verdanken.

Den maßlosen Einsatz von Medikamenten kann man der Medizin sicherlich bis heute anlasten. Was sich allerdings seit dem 19. Jahrhundert verändert hat, sind die Motive hinter dieser Pillen- und Spritzenwut.

Heute muss man vielen Ärzten den Vorwurf machen, dass sie sich wissentlich zum verlängerten Arm der Pharmaindustrie machen lassen: Eine deutsche Arztpraxis erhält pro Jahr etwa 170 Besuche von einem der 15 500 Pharmareferenten, die zwischen Flensburg und Konstanz herumreisen. Die Pharmaindustrie lässt sich diese Reiselust 1,5 Milliarden Euro kosten, was sie sicherlich nur deshalb tut, weil es sich lohnt und viele Ärzte sich vom Referenten »überzeugen« lassen, dessen Präparate besonders oft auf den Rezeptblock zu schreiben. Zu dieser Überzeugungsarbeit gehört natürlich auch, dass kooperationsbereite Mediziner mit einer Belohnung rechnen dürfen, etwa mit einem Essen oder einer Reise zu einem Kongress an einem noblen Ski-Domizil, »selbstverständlich für die ganze Familie«. Ein HNO-Arzt berichtete unlängst in einer Fachzeitschrift, wie er für seine Treue zu einem bestimmten Antibiotikum von dem dazugehörenden Referenten mit einer Gratispackung versorgt wurde – doch die enthielt nicht etwa das Antibiotikum, sondern das Potenzmittel »Viagra«, sozusagen für den Hausgebrauch des kooperativen Mediziners …

Von solchen massiven Manipulationen war man zu Zeiten Ludwig van Beethovens noch weit entfernt. Als die Ärzte den Komponisten mit Wundauflagen aus Blei vergifteten, waren sie in dem Glauben, wirklich das Beste für ihren Patienten zu tun. Ähnliches gilt für die Ärzte von Paul Klee. Sie verschrieben dem

Künstler sinnlose Vitaminpräparate, weil Anfang des 20. Jahrhunderts gerade die Vitamin-Euphorie losging und die soeben entdeckten Biostoffe als Schlüssel zu ewiger Gesundheit betrachtet wurden.

Selbst die Ärzte, die Ernest Hemingway mit Elektroschocks bearbeiteten, meinten es gut mit ihrem Patienten – sie wollten ihn auf diese Weise von seinen Depressionen befreien. Zu denken gibt allerdings, dass sie selbst dann noch mit dieser Therapie fortfuhren, als kein Zweifel mehr an ihrer Wirkungslosigkeit bestehen konnte. Nun tun sich Mediziner traditionell schwer mit dem Akzeptieren unheilbarer Krankheiten, weil dadurch ihr Allmachtsanspruch in Frage gestellt wird. Möglich wäre aber auch, dass Hemingways Ärzte einfach nur getreu dem alten Leitsatz verfuhren: Die Hoffnung stirbt zuletzt. Auf jeden Fall aber starb ihr Patient.

Etwas komplizierter wird die Angelegenheit mit den ärztlichen Menschenfreunden, wenn man auf die Fitspritzer zu sprechen kommt. Denn die gab es schon lange bevor der moderne Leistungssport das Doping für sich entdeckte. Hitler und Churchill gehörten beispielsweise zu den Politikern, die am Ende nur noch pharmazeutisch auf Trab gehalten werden konnten, und sie erwarteten auch, dass man beim Fitspritzen nicht zimperlich mit ihnen umging und keinerlei Rücksicht auf mögliche Nebenwirkungen nahm, nach dem Motto: Besser vollgepumpt mit Drogen als schlapp. Allerdings wollten Churchills und Hitlers Ärzte nicht nur diesem Motto ihrer Patienten gerecht werden. Sie verfolgten auch persönliche bzw. ideologische Ziele, als sie ihr Spritzen-Stakkato setzten – und deswegen stehen sie in diesem Buch in einem anderen Kapitel.

Bei den Fitspritzern von John F. Kennedy und Elvis Presley dominierte hingegen das Gut-gemeint-Motiv. Natürlich fühlten auch sie sich durch die Prominenz ihres Patienten geschmeichelt, doch sie glaubten tatsächlich, ihm etwas Gutes zu tun, als sie ihn unter Drogen setzten. Dr. Nichopoulos, der Elvis Presley in knapp drei Jahren über 18 000 Einheiten Aufputsch-, Schmerz- und Beruhigungsmittel verabreicht hatte, bekam sogar von einem Gericht bescheinigt, dass er nicht aus unmoralischen Motiven so gehandelt hatte.

Kennedys medizinischer Fitmacher Dr. Max Jacobsen hieß bei seinen Patienten nur noch »Dr. Feelgood«, weil er ihnen ungehemmt hochdosierte Amphetamine verabreichte. Man entzog ihm später die Zulassung. Trotzdem war auch er kein reiner Abzocker, sondern eher ein Überzeugungstäter. Denn er praktizierte seine pharmazeutische Aufputschmethode auch bei sich selbst. Sein eigener Amphetaminkonsum war maßlos, versetzte ihn aber in die Lage, sein Arbeitspensum auf zwanzig Stunden täglich auszudehnen. Am Ende verschreckte er allerdings seine Patienten, weil seine Augen eher an Autoscheinwerfer erinnerten als an ein menschliches Organ. Einige hielten Feelgood sogar für abgedreht, und wahrscheinlich war er es auch. Er hatte es eben zu gut mit sich selbst gemeint.

Zwischen Symphonie und Schwermetall: Wie Beethoven von seinem Arzt vergiftet wurde

Die Musiker hatten schon davon gehört, dass ihr Dirigent nur noch über sogenannte Konversationshefte kommunizierte, weil er das gesprochene Wort kaum noch verstehen konnte. Doch jetzt, an einem kalten Wiener Novembertag 1822, wurde auch dem letzten klar: Beethoven ging der Welt, vor allem seiner Welt der Musik, immer mehr verloren. Denn die Generalprobe zum *Fidelio* war ein Fiasko. Sein Adlatus Anton Felix Schindler schrieb später dazu: »Die Ouvertüre ging noch reibungslos; aber bei dem ersten Duett stellte sich heraus, dass Beethoven nichts von dem hörte, was auf der Bühne erklang.« Man versuchte es noch einmal, doch wiederum endete alles im Chaos. Beethoven blickte fragend zu Schindler, und der empfahl ihm auf einem Zettel, nach Hause zu gehen. Geschrieben, getan: Der Taube ließ sich nicht zweimal bitten, und mit einem kurzen und lauten »Geschwinde heraus!« entschwand er aus dem Saal.

Man hatte den Eindruck, dass er das Proben-Malheur gelassen hinnahm – doch dieser Eindruck

täuschte. Zu Hause angekommen, warf sich Beethoven auf das Sofa und bedeckte mit beiden Händen
sein Gesicht. Er blieb stumm, auch während des Es-
sens, konnte sein Schicksal kaum fassen. »Ein Bild der
tiefsten Schwermut und Niedergeschlagenheit«, wie
Schindler fand. Später äußerte der Komponist Suizid-
gedanken. Ein weiterer Auftritt endete absurd: Am
7. Mai 1824 wurde die *Neunte* uraufgeführt. Beethoven war zwar formal noch als Dirigent auf der Bühne,
doch eigentlich gehorchte das Orchester einem »assis-
tierenden« Kollegen, der etwas abseitsstand. Nach dem
Konzert brach das Publikum in frenetischen Jubel aus.
Beethoven jedoch, der dem Orchester zugewendet
stand, merkte nichts davon. Eine Sängerin drehte ihn
schließlich um, damit er die Huldigungen wenigstens
sehen konnte.

Beethoven ist zusammen mit Mozart der berühmteste
Vertreter der Wiener Klassik. Fast jeder kennt das »Ta-
ta-ta-taa« seiner fünften und die »Freude schöner Göt-
terfunken« seiner neunten Symphonie. Doch mindestens genauso bekannt ist er für seine Taubheit. Das
Musikgenie, das seine großartigen Kompositionen
nicht mehr hörend, singend und spielend, sondern
nur noch mittels imaginärer Töne seiner Fantasie entwickeln konnte – aus solchem Stoff entstehen Legenden für die Ewigkeit. Was jedoch nur wenige wissen:
Mit dem Beginn seiner Taubheit, als er nur noch mit

großem Ohrschalltrichter am Klavier saß, ließ Beethovens Produktivität stark nach, und zwar um etwa vierzig Prozent, wie Wissenschaftler herausgefunden haben. Außerdem waren die kaputten Ohren nicht sein einziges Gesundheitsproblem. Und sie waren es auch nicht, die den Komponisten mit gerade mal sechsundfünfzig Jahren in den Tod trieben. Sein frühes Ableben verdankte er in erster Linie seiner kaputten Leber – und seinen Ärzten.

Beethovens Schwerhörigkeit kam zunächst schleichend, zwischen seinem sechsundzwanzigsten und achtundzwanzigsten Lebensjahr. Doch bereits drei Jahre später bestimmte sie sein Leben: »Der neidische Dämon hat meiner Gesundheit einen schlimmen Streich gespielt, nämlich mein Gehör ist seit drei Jahren immer schwächer geworden ... nur meine Ohren, die sausen und brausen Tag und Nacht fort ... Ich bringe mein Leben elend zu. Seit zwei Jahren fast meide ich alle Gesellschaften ... Hätte ich irgendein anderes Fach, so ging's noch eher, aber in meinem Fach ist es ein schrecklicher Zustand.«

Beethoven suchte medizinische Hilfe, von seinem achtundzwanzigsten Lebensjahr bis zu seinem Tod konsultierte er mindestens zehn Ärzte, oftmals sogar parallel, sowie einen heilkundigen Geistlichen. Helfen konnte ihm bei seinem Ohrenproblem niemand. Voller Resignation klagte er im Oktober 1802: »Aber bedenket nur, dass seit sechs Jahren ein heilloser Zu-

stand mich befallen, durch unvernünftige Ärzte ver-
schlimmert, von Jahr zu Jahr in der Hoffnung gebes-
sert zu werden, betrogen.« Beethoven entwickelte ein
zunehmend gespaltenes Verhältnis zu den Vertretern
der Medizin. Einerseits verspottete er sie als »hochge-
lahrte Herren«, die viel versprachen, doch nur wenig
davon einhielten, andererseits ging es ihm schlecht
genug, dass er willfährig nach jedem medizinischen
Strohhalm griff – und dabei auch schon mal die komplette Flasche von einem Kräutersaft austrank, obwohl
man ihm nur einen Löffel davon verordnet hatte.
Keine Frage: Beethoven war ein schwieriger Patient.

Und er war ein multimorbider Patient, der nicht nur
Ohrenprobleme hatte. Die von ihm im Jahre 1812 er-
stellte Gesichtsmaske zeigt deutliche Pockennarben,
außerdem wurde er von Masern und Typhus heimgesucht. Er bekam rheumatische Beschwerden und litt
immer wieder unter Schnupfen, Asthma, Nasenblu-
ten und Unterleibskrämpfen. 1810 stürzte Beethoven
schwer auf seinen Kopf, weil er aufgrund seiner Fehl-
sichtigkeit kaum noch etwas erkennen konnte. Er war –
ähnlich wie Goethe, den er 1812 in Karlsbad traf – zu
eitel, um eine Brille zu tragen.

In seinen letzten Lebenswochen lag Beethoven nur
noch im Bett. Täglich kamen mindestens zwei Ärzte
zur Visite. Ihr Patient hatte offenbar akute Leberpro-
bleme und litt unter den Symptomen Gelbsucht, Brech-
durchfall und starker Wassersucht. Am 20. Dezember

1826 wurde er punktiert, und der Arzt notierte: »Fünf und eine halbe Maß«: Das heißt, fast acht Liter Flüssigkeit wurden abgelassen. Weitere Punktionen folgten, was Beethoven mit dem ihm eigenen derben Humor kommentierte: »Besser Wasser aus dem Bauch als Wasser aus der Feder.« Einer seiner Freunde empfahl, den abgelassenen Beethoven-Sud anderen Komponisten zum Trinken zu geben, »damit sie endlich gute Gedanken bekommen«. Beethovens Abschied war so gesehen eher ein fröhlich-zynischer Abgesang als eine depressive Trauerveranstaltung.

Dazu passt, dass ihm einer der Ärzte – Dr. Johann Baptist Malfatti, der Beethoven schon früher behandelt hatte und daher gut kannte – ein ebenso leckeres wie hochprozentiges Punscheis verordnete. Er wusste eben, dass Alkohol die Stimmung seines Patienten stets verbessern konnte. Und in der Tat jubilierte Beethoven: »Wunder, Wunder, Wunder! … Nur durch Malfattis Wissenschaft werde ich gerettet.« Was sich allerdings nicht ganz bewahrheiten sollte. Am 23. März 1827 notierte sein Freund Ferdinand Hiller: »Matt und elend lag er da, zuweilen tief seufzend, kein Wort entfiel mehr seinen Lippen, der Schweiß stand ihm auf der Stirn.« Drei Tage später wurde er von seinen Leiden erlöst. Kurz vor seinem Tod traf noch eine Weinsendung ein. Beethovens Kommentar: »Schade, schade – zu spät.«

Wissenschaftler rätselten seitdem über die Ursachen

seiner Leidensgeschichte. Schon fünfundzwanzig Jahre vor seinem Tod hatte Beethoven im »Heiligenstädter Testament« den Wunsch geäußert, dass die Nachwelt die Ursache seiner Taubheit erforschen möge. Deshalb wurde er nach seinem Ableben obduziert. Das Protokoll dokumentiert neben Bauchwassersucht, Leberzirrhose und verkümmerten Hörnerven einen ausgesprochenen »Dickschädel«: »Die Windungen des sonst viel weicheren und wasserhaltigen Gehirnes erschienen nochmals so tief und zahlreicher als gewöhnlich. Das Schädelgewölbe zeigte durchgehends große Dichtheit und eine gegen einen halben Zoll betragende Dicke.«

Die verkümmerten Hörnerven hatte man erwartet, doch sie waren sicherlich nicht die Ursache für Beethovens qualvollen Tod; außerdem mussten sie ja selbst irgendeine Krankheit als Ursache haben. Einige Mediziner dichteten dem Musiker daher eine Syphilis an – eine Mode-Diagnose des 19. und frühen 20. Jahrhunderts, die bekanntlich auch den Philosophen Nietzsche und viele andere Geistesgrößen treffen sollte. Doch hierzu gibt es keine Beweise, sondern nur wilde Gerüchte.

Naheliegender ist, dass Beethoven vergiftet wurde. Im Jahre 2007 fand der Wiener Gerichtsmediziner Professor Christian Reiter in Beethovens Haaren – der tote Komponist war dereinst von Andenkenjägern fast kahl »gepflückt« worden, einige der Locken gibt es noch heute – extrem hohe Werte an Blei. Das war an sich nichts Neues, das Schwermetall stand schon länger unter Verdacht, den Musiker vergiftet zu haben. Allerdings dachte man bislang, dass er es hauptsächlich durch Wein aufgenommen hätte, den er gerne und in großen Mengen trank und der zu seiner Zeit oft mit »Bleizucker« versetzt wurde, um ihn zu süßen und dabei unappetitliche Säuren zu binden. Reiters Haaruntersuchungen, mit denen sich die letzten vierzehn Monate im Leben Beethovens toxikologisch lückenlos dokumentieren lassen, konnten dies jedoch nicht bestätigen. Vielmehr müsse es, so der Gerichtsmediziner, in den letzten einhundertelf Tagen des Komponisten »phasenhafte, exzessive Bleibelastungen« gegeben haben. Diese könnten unmöglich vom Wein stammen, denn mit zunehmendem Alter sprach ihm der Komponist immer weniger zu, seiner schwächer werdenden Leber zuliebe und auf das Drängen seiner Ärzte hin.

Reiters These: Das Schwermetall gelangte vermutlich durch ärztliche Therapieversuche in den Körper. Denn Beethoven litt in seinen letzten Lebensmonaten an einer Lungenentzündung, und die behandelte sein Hausarzt Dr. Andreas Wawruch, wie es damals in der Medizin üblich war, mit Bleisalz, dem eine schleimlösende Wirkung zugesprochen wurde. Darüber hinaus wurde der wassersüchtige Musiker mehrmals punktiert – und danach wurden die Wunden mit Bleiseife verklebt. »Giftige Schwermetalle wie Blei, Quecksilber oder Arsen vertraten seinerzeit die Antibiotika«, erklärt Reiter, »und ihre giftigen Nebenwirkungen wurden als das kleinere Übel, etwa im Vergleich zu einer Bauchfellentzündung, angesehen.«

Bleibt festzuhalten, dass Wawruch gemäß den damals üblichen Therapieoptionen handelte, also seinen Patienten weder fahrlässig noch absichtlich verbleite. Außerdem hätte Beethoven die Behandlung vermutlich überlebt, wenn er nicht schon vorher seine Leber mit Unmengen an Wein ruiniert hätte. Als Spross einer Alkoholikerfamilie saß er bereits mit elf Jahren im Wirtshaus, und später standen eigentlich stets Wein oder Bier bei den Mahlzeiten neben seinem Teller. Es kam daher bei ihm schon relativ früh zu einer Leberzirrhose – und eine gesunde Leber ist bis heute eine der wichtigsten Voraussetzungen, um ärztliche Therapieversuche schadlos überstehen zu können.

Paul Klee: Wie lang darf der Arzt schweigen?

Es tut einem kreativen Menschen immer gut, wenn er über den Tellerrand seines eigentlichen Arbeitsbereiches blickt. Von jeher finden viele Künstler wichtige Anregungen für ihre Arbeit in fachfremden Themen. Oftmals sind dies andere Künste: Ein Schriftsteller lässt sich von Musik inspirieren, ein Künstler gewinnt seine Kreativität aus der Lektüre. Einige Künstler, Musiker und Schriftsteller beziehen ihren Input aber auch aus der Wissenschaft. Zu ihnen gehörte der deutsch-schweizerische Maler Paul Klee: Seine Muse war die Medizin.

Schon 1902 besuchte er als Dreiundzwanzigjähriger an der Universität Bern eine Vorlesung über »Plastische Anatomie«, um sich im Aktzeichnen zu verbessern. Er versuchte sich, wie er selbst es beschreibt, am »Übergang von der Menschenanatomie zur Bildanatomie«. Als Resultat dieser Bemühungen entstand beispielsweise ein Aquarell mit dem bezeichnenden Titel *Anatomie der Aphrodite.* Es erinnert an eine medizinische Darstellung, wie sie zu Ausbildungszwecken verwendet wird. Danach erhob Klee das künstlerische Schaffen von Geisteskranken zu seinem Ideal – mit der Folge, dass er selbst als krank hingestellt wurde. 1922 erklärte man ihn tatsächlich für schizophren, was er nachweislich nie gewesen ist. Das deutsche Naziregime veranstaltete 1937 eine Ausstellung zur »entarteten Kunst«, darin – unter der Rubrik »Vollendeter Wahnsinn« – ein Werk von Klee.

Auch privat pflegte der Künstler Kontakte zur Ärzteschaft. Sein bester Freund war Neurologe, als Geiger musizierte Klee jahrelang gemeinsam mit einem Dermatologen, und 1906, nach seiner Heirat mit Lily Stumpf, bekam er sogar einen Arzt als Schwiegervater – mit dem er sich leider nie so richtig verstand.

Klee pflegte also sein Leben lang ein inniges Verhältnis zur Medizin. Allerdings wurde sein Ableben zu einer Tragödie – und die Hauptrollen spielten darin eine unheilbare Krankheit und die uneingestandene Ohnmacht von Klees Ärzten.

Paul Klees Krankengeschichte begann im Sommer 1935. Er zeigte die Symptome einer tief sitzenden Bronchialinfektion und fühlte sich anhaltend müde. Er ging zu dem Berner Internisten Dr. Gerhard Schorer, der feststellte, dass etwas mit dem Herzen nicht in Ordnung war, und dem Patienten völlige körperliche Ruhe verordnete. Außerdem gab er ihm ein Medikament namens Theominal, eine Mischung aus Theobromin und Luminal. Dieses Mittel wurde damals zur Behandlung von Herz-Kreislauf-Erkrankungen eingesetzt, was aber bei näherer Betrachtung der Wirkstoffe wenig sinnvoll erscheint. Denn Theobromin ist ein Verwandter des Koffeins und damit anregend für den Kreislauf, während Luminal zu den Barbituraten gehört und dadurch genau entgegengesetzt wirkt, nämlich als Schlaf- und Betäubungsmittel.

Es ist daher nicht verwunderlich, dass sich Klees Zustand verschlimmerte. Zudem wurde sein ganzer Körper plötzlich mit einem Hautausschlag überzogen. Weitere Ärzte wurden hinzugezogen. Als Diagnose nannte man die Masern – jene Infektion also, die bei Kindern harmlos, bei Erwachsenen hingegen oft mit Komplikationen abläuft. Später rückte man jedoch auch davon wieder ab. Klees Frau Lily schrieb im Oktober 1936 irritiert an einen Freund: »Die Ärzte behaupten neuerdings, dass es die Masern nicht gewesen wären!! Aber was war es dann?«

Heutige Wissenschaftler sind sich ziemlich sicher, dass Klee damals am Arzneimittelexanthem litt, vermutlich ausgelöst durch Theominal, denn das in ihm enthaltende Barbiturat führt öfter zu Allergien. In jedem Fall ging es dem Künstler nach der ärztlichen Behandlung zunächst schlechter. Im April 1936 wurde er geröntgt, wobei eine beidseitige Lungenentzündung festgestellt wurde. Er schwebte in Lebensgefahr, kam aber noch einmal davon. Nach einer Kur im Unterengadin berichtete Lily: »Paul geht es Gottlob recht ordentlich … Er sieht auch entschieden ein wenig besser aus.« Formulierungen wie »recht ordentlich« oder das widersprüchliche »entschieden ein wenig besser« lassen allerdings darauf schließen, dass seine gesundheitlichen Fortschritte allenfalls marginaler Natur waren.

Im Herbst entwickelte Klee erneut einen Hautausschlag. Er wurde an die Universitätshautklinik in Bern verwiesen, wo man den Patienten eingehend untersuchte, sich aber danach mit einer klaren Diagnose zurückhielt.

Warum ließen die Ärzte den Patienten und seine Angehörigen im Dunkeln, was Art und Schwere der Krankheit anging? Der Schweizer Dermatologe und Klee-Experte Hans Suter vermutet, dass man in Bern die Hautveränderungen als frühe Zeichen einer Sklerodermie betrachtete, einer entzündlichen Erkrankung des Hautbindegewebes, die oft auf andere Organe, auf Herz, Lunge und Verdauungstrakt, übergreift und dann tödlich verläuft. Eine echte Horrordiagnose also – und damals sei es durchaus üblich gewesen, meint Suter, so etwas dem Patienten und seinen Angehörigen zu verschweigen: »Dies geschah aus Schonung des Patienten und in der Annahme, dass die Kenntnis der Krankheit und das Wissen um deren Prognose zu einer psychischen Belastung und dadurch zu einer Verschlimmerung der Krankheit führen könnte. Zudem würde dem Schwerkranken die Hoffnung auf eine Besserung oder Heilung zerstört.« Das Verschleiern der Diagnose wäre demnach aus reiner Menschlichkeit erfolgt.

Es könnte dafür aber durchaus auch ein anderes Motiv gegeben haben – nämlich, dass die behandelnden Ärzte einfach im Trüben fischten und dies weder sich selbst noch den anderen eingestehen wollten. Bevor man ihnen zugutehält, dass sie Klee und seine Familie schonen wollten, sollte man bedenken, dass sie sich zwar bei der exakten Diagnosestellung zurückhielten, nicht aber in ihren diagnostischen und therapeutischen Aktivitäten. Und die waren mindestens genauso belastend, wie wenn man dem Patienten die schreckliche Wahrheit offengelegt hätte. Denn niemand kann verhindern, dass ein schwerkranker Mensch aus den medizinischen Maßnahmen, die ihm widerfahren, seine eigenen Schlüsse zieht.

Hinzu kommt, dass die Behandlungsversuche nicht den Eindruck erweckten, als wüssten die Berner Ärzte genau, wogegen sie ankämpften. Man bekommt vielmehr den Verdacht, dass sie herumexperimentierten und dabei den Patienten mitunter einem hohen Risiko aussetzten. So erhielt Klee im Februar 1937 eine Spritze gegen seine »Drüsenstörungen«. Infolge dieser Injektion litt er tagelang unter hohem Fieber, das man im heutigen Mediziner-Englisch als »drug fever« bezeichnen würde. Wir wissen nicht, was gespritzt wurde, doch vermutlich war es Terpichin oder Olobinthin – Medikamente, die damals zur Behandlung von Sklerodermie üblich waren. Es handelte sich um Mischungen aus Oliven- und Terpentinöl, die als »unspezifische Reizmittel« das Immunsystem stimulieren und den Körper zu einer besseren Verarbeitung seiner Krankheit bringen sollten. Terpentinöl führt jedoch sehr häufig zu Allergien, bis hin zum allergischen Schock. Darüber hinaus ist es bei Sklerodermie ausgesprochen kontraproduktiv, das Immunsystem zu stimulieren. Denn sie gehört zu den Autoimmunkrankheiten, bei denen sich das Immunsystem gegen den eigenen Körper wendet. Folgerichtig wird Sklerodermie heutzutage mit Immunsuppressiva behandelt, die das Immunsystem unterdrücken, anstatt es zu stimulieren. Aus demselben Grund war es auch sinnlos, dass Klee mit hochdosiertem Vitamin C behandelt wurde – drei Mal täglich eine Tablette Redoxon, ein Präparat, das es noch heute gibt. Denn auch dieses Vitamin führt bekanntlich zu einer Stärkung des Immunsystems, die für die Behandlung der Sklerodermie unerwünscht ist.

Klee entwickelte das typische »Maskengesicht« der Sklerodermie: Er verlor seine Mimik, die Lippen wurden schmal und die Nase spitz. Darüber hinaus entwickelte er eine Blutarmut, die mit einem Eisen-Arsen-Präparat sowie Spritzen aus einem tierischen Leberextrakt behandelt wurde. Er vertrug diese beiden Medikamente überraschend gut, doch sie konnten ihm genauso wenig helfen wie alle anderen Arzneimittel. Was ihm wirklich half, waren allein die Kuraufenthalte in den Bergen.

Erst im Dezember 1938 teilte Dr. Schorer den Klees die Diagnose der Krankheit mit. Allerdings fiel auch hier nicht der Begriff »Sklerodermie«, obwohl er in der Medizin schon seit dem Jahr 1847 benutzt wurde. Stattdessen sprach der Arzt von einer »vasomotorischen Neurose«. Das ist ungefähr so, als würde man einem Lungenkrebspatienten erklären, dass er unter Husten leide. Denn durch den Terminus »vasomotorisch« rückte die Sklerodermie in die Nähe einer Nerven- und Blutgefäßerkrankung. Tatsache ist jedoch, dass die Beeinträchtigung der Nerven und Blutgefäße, vor allem die Durchblutungsstörung an den Händen (Raynaudsches Syndrom), nur eine von vielen Folgen der Krankheit ist. Dr. Schorer schaffte es also selbst zweieinhalb Jahre nach dem offensichtlichen Ausbruch der Krankheit nicht, den Klees die ganze Wahrheit darüber zu sagen. Ob es daran lag, dass er es nicht besser wusste, oder aber daran, dass er sich nicht traute, ist bis heute ungeklärt.

Im späteren Verlauf seiner Krankheit hatte Klee immer mehr mit Ess- und Schluckstörungen zu kämpfen. Hervorgerufen wurden sie dadurch, dass die Veränderungen am Bindegewebe auf den unteren Teil seiner Speiseröhre übergriffen. Sein Sohn Felix schrieb später dazu: »Mein Vater hatte oft mit dem Essen Mühe, denn die unelastisch gewordene Speiseröhre beförderte die feste Nahrung nicht mehr zum Magen. Wenn auch dieser Zustand periodisch unterschiedlich war, so muss mein Vater doch von Beginn seiner Krankheit bis zu seinem Tode fast fünf Jahre lang unsäglich daran gelitten haben … Nicht einmal ein Reiskorn rutschte mehr hinunter.« Klee musste sich auf Brei oder flüssige Kost beschränken, und Restaurantbesuche, die er immer sehr gerne gemacht hatte, kamen nicht mehr in Frage.

Klee hielt seine Schluckstörungen in zwei Zeichnungen fest. Die erste heißt *mir Hering?!* und zeigt ein monströses Tier, das einen auf einer Gabel aufgespießten Hering vor seiner geöffneten Schnauze hält. Die zweite heißt *nie mehr jene Speise!* und zeigt dasselbe Tier, wie es an seinem Essen würgt.

Am 10. Mai 1940 fuhr der Künstler für eine Kur

ins Tessin. Einige Wochen später verschlechterte sich sein Zustand rapide: Sein Herz wollte nicht mehr. Am 29. Juni 1940 starb Paul Klee schließlich im Alter von sechzig Jahren. Als Todesursache wurde eine entzündliche Erkrankung des Herzmuskels notiert. Noch kurz vorher hatte er den Salbentopf gemalt, aus dem er sich zuletzt bedient hatte, um seine trockene und verhärtete Haut zu behandeln. Das Bild heißt *Gefäss für Salbe* und hängt heute im Paul-Klee-Zentrum von Bern. Es sieht aus wie ein einäugiges Monster, das seinem Betrachter in die Seele guckt.

Ernest Hemingway: Vor dem Tod kommt der Schock

Bernard-Henri Lévy ist ein sehr redegewandter Mann. Wenn er in schwarzem Anzug und blütenweißem Hemd die Stimme erhebt, gibt es eigentlich nichts, was ihn stoppen kann. Ein Kritiker schrieb über ihn: »Er redet sein hingerissenes Publikum an die Wand. Ohne Interpunktion, Atmen, hörbaren Zweifel schwätzt, verströmt, verschleudert, erbricht er Esprit ... Was er vorführt, ist die Überwältigung der gebildeten Menge durch ein rhetorisches Attentat.« Er, der listig-charmante Philosoph und Franzose, ist es gewohnt, die Menschen in seinen Bann zu ziehen, so dass sie ihm nicht nur zuhören, sondern auch alle möglichen – selbst diskret gehandelte – Informationen anvertrauen.

Doch jetzt, im Frühjahr 2004, war alles anders. Lévy fragte, insistierte, hakte nach – doch die Mauer des Schweigens, die ihm jetzt gegenüberstand, konnte auch er nicht überwinden.

Auf der Suche »nach der Seele Amerikas« besuchte er in Minnesota die Mayo-Klinik von Rochester, in deren Patientenregister so prominente Namen stehen wie John F. Kennedy, Ronald Reagan, George Harrison, Billy Graham und Bono, der Sänger von U2. Doch nicht ihnen galt Lévys Interesse, sondern dem Schriftsteller Ernest Hemingway, der insgesamt zwei Mal in dem Privathospital behandelt wurde, das eine Mal kurz vor seinem Selbstmord. Aber von ihm wiederum wollte in Mayo niemand etwas wissen. Normalerweise wird dort alles penibel dokumentiert, und es hängen Bilder von den berühmten Patienten und ihren behandelnden Ärzten an der Wand. Doch zu Hemingway und seinem damaligen Arzt, Dr. Howard Rome, existiert nichts von alledem. Es ist, als hätten sie niemals stattgefunden.

Levy konfrontierte die Pressesprecherin der Klinik mit einer Bemerkung von Hemingways letzter Frau Mary, die damals von »schrecklichen Irrtümern« der Klinik sprach, und erntete dafür nichts als einen verständnislosen Blick. Auf den provokanten Hinweis, wonach Dr. Rome möglicherweise mit dem FBI zusam-

mengearbeitet habe, um den missliebigen Autor auszuschalten, kam nur die Antwort, die Akte sei nicht zu-
gänglich. »Die alte Geschichte«, kommentiert Lévy,
»Akte geschlossen, Vorhang zu.«

Stellt sich die Frage, warum Hemingways Besuch in
Rochester so schamvoll verschwiegen wird. Durchaus
möglich, dass der eine oder andere Arzt vom FBI gegen den erklärten Sozialisten und Fidel-Castro-Spezi
eingespannt wurde. Möglich und wohl auch wahr-
scheinlicher ist aber eine andere Erklärung: dass man
in der Mayo-Klinik nämlich heute noch nicht unbedingt stolz ist auf das, was man einst mit dem Schriftsteller anstellte.

Ernest Hemingway erlebte schon früh, wie eng Medizin, Depression und Tod zusammenhängen können.
Sein Vater, ein angesehener Arzt, hielt sich 1928 einen
Revolver an die Schläfe und drückte ab. Ernest selbst
wähnte sich zeit seines erwachsenen Lebens immer wieder von irgendwelchen schweren Krankheiten befallen,
wie etwa im Mai 1944, als er von einer amerikanischen
Zeitschrift als Korrespondent nach London geschickt
worden war, um über die Invasion der alliierten Streit-
kräfte zu berichten. Er nächtigte, was nicht unbedingt
der Situation angemessen war, in einem der vornehms-
ten Hotels von London und erlebte dort keine Nacht
ohne Party bis zum Sonnenaufgang. Auf einem dieser
Saufgelage unterhielt er sich mit dem englischen Tu-

morspezialisten Dr. Peter Gorer und erzählte ihm von seinem Hautkrebs, den er sich angeblich auf seinen Reisen auf den Weltmeeren zugezogen hätte. Gorer lachte ihn aus (und hatte dabei Glück, dass Hemingway nicht ausrastete, wie es sonst im Rausch seine Art war). Stattdessen fuhr der Mediziner den Schriftsteller ins Hotel. Oder besser: Er hatte es vor. Die beiden waren nämlich kaum einen Kilometer gefahren, als der Wagen einen stählernen Wassertank rammte. Hemingways Gesicht krachte in die Windschutzscheibe, und als man ihn blutüberströmt ins Hospital brachte, hielt man ihn schon für tot. Auch die Medien schrieben am nächsten Morgen von einem »tragischen Unfall« des berühmten Autors. Doch die Ärzte vernähten fast fünf Dutzend Wunden auf seinem Gesicht und beförderten ihn, wenn auch ziemlich entstellt, zurück ins Leben. Es sollte nicht das einzige Mal bleiben, dass die Presse vorschnell von Hemingways Tod berichtete.

Das zweite Mal »starb« er neun Jahre später, bei zwei unmittelbar aufeinanderfolgenden Flugzeugabstürzen in Afrika. Die Zeitungen meldeten jeweils seinen Tod, obwohl er beim ersten Crash relativ ungeschoren davonkam. Dafür verletzte er sich beim zweiten so schwer, dass die behandelnden Ärzte kaum glauben konnten, dass er noch lebte: ein Hirntrauma mit zeitweiligem Verlust des Sehvermögens auf dem linken Auge und des Hörvermögens auf dem linken Ohr, Quetschung der Wirbelsäule mit Lähmungserscheinungen im Unterleib sowie Risse in Niere, Leber und Milz. Auch Hautverbrennungen ersten Grades setzten ihm zu, viele davon in seinem ohnehin schon entstellten Gesicht. Einen Monat später kam es noch schlimmer: Bei einem Buschfeuer holte er sich Verbrennungen zweiten Grades, einige davon an den Lippen – und diese Blessuren bereiteten ihm solche Schmerzen, dass er nicht nach Stockholm fahren konnte, um seinen Nobelpreis entgegenzunehmen.

Lag es an den schweren Verletzungen, dem Schädeltrauma – oder war einfach die Zeit reif dafür, die familiäre Neigung zur Depressivität auszuleben? In jedem Fall fing mit den Unfällen der psychisch-physische Niedergang Hemingways an. Er begann schon kurz nach dem Frühstück mit dem Trinken von Wodka, um im Verlauf des Tages auf selbstkreierte Whiskey-Mischungen umzusteigen. Sein Körper wurde immer dicker und schwerfälliger. Als er Mitte fünfzig war, hatte er sich zu einem unförmigen Klops entwickelt, mit extrem hohen Blutdruck- und Cholesterinwerten und einem juckenden Hautausschlag, der ihn schier wahnsinnig machte. Auf einer Seereise von Frankreich nach Amerika ging es ihm so schlecht, dass er sich dem Schiffsarzt anvertraute, der ihm Injektionen mit hochdosierten B-Vitaminen sowie eine Cortison-Creme und mehrere Blutdrucksenker verabreichte. Doch seinem Patienten ging es trotz dieser Multimedikation nicht besser.

Später, im kubanischen Havanna, ließ sich Hemingway von einem Arzt namens Dr. Rafael Ballestero behandeln. Ab dieser Zeit wurde endgültig die pharmazeutische Wundertüte über den Schriftsteller ausgeschüttet. Er bekam Testosteroninjektionen und andere anabole Steroide, um seinem aufgeschwemmten Körper wieder männliche Konturen zu verleihen – eine Vorstellung, für die Hemingway als Verehrer von Machismo und männlichem Heros sicherlich viele Sympathien hegte. Darüber hinaus gab es Ritalin gegen seine Hyperaktivität und starke Barbiturate für die Nachtruhe sowie ein Medikament zur Senkung des Cholesterinspiegels. Bis heute kann niemand abschätzen, wie diese Mittel miteinander wirkten – und vor allem, wie sie zusammen mit Alkohol wirkten, dem Hemingway ja nach wie vor exzessiv zusprach.

Mit Dr. Ballestero begann in Hemingways Leben die Ära von Reserpin. Dieses Alkaloid kommt zwar ursprünglich aus der Ayurveda-Lehre, dennoch ist es keinesfalls ein Mittel der sanften Medizin. Im Gegenteil: Es wirkt direkt auf die Hirnbotenstoffe und das sympathische Nervensystem, wodurch es beispielsweise bei Bluthochdruck und Schizophrenie helfen kann. Ballestero griff aber vermutlich zu Reserpin, um Hemingway das Loskommen vom Alkohol zu erleichtern, weil der Stoff damals unter Medizinern als »Anti-Zitter-Droge« galt. Ein verhängnisvoller Irrtum! Denn nicht nur, dass Reserpin keineswegs zum Alkoholentzug beiträgt, in der Nebenwirkung führt es zu einer Verstärkung bereits bestehender Depressionen. Dieses Medikament war also für den immer depressiver werdenden Hemingway genau das falsche. »Wir müssen davon ausgehen, dass dieser ärztliche Fehlgriff zu seinem Selbstmord beitrug«, erklärt der amerikanische Pharmakologe und Hemingway-Experte Alex Cardoni.

In der Tat zeigten sich immer deutlicher die Zeichen der manischen Depression. Euphorische Phasen, in denen Hemingway geradezu ausgelassen war, wechselten mit Zuständen tiefster Melancholie, und die Abstände dazwischen wurden immer kürzer. An seinem sechzigsten Geburtstag köpfte er reihenweise Champagnerflaschen und schoss mit den Korken seinen Gästen die Zigaretten aus den Lippen. Er scherzte, tanzte und soff, als gäbe es kein Morgen. Doch dann erschien General Buck Lanham, ein Weggefährte aus dem Zweiten Weltkrieg. Der hochdekorierte Soldat legte seine Hand auf Hemingways Schulter und ließ sie schließlich durch dessen Haar gleiten, als Geste der Freundschaft. Doch der Schriftsteller zuckte zusammen, als hätte ihn jemand geschlagen, und schrie: »Es ist niemandem gestattet, meinen Kopf zu berühren.« Ein paar Minuten später weinte er wie ein kleines Kind.

Immer öfter kam es zu Wahnvorstellungen. Hemingway sah überall Steuerfahnder und Beamte des FBI, außerdem glaubte er, bald zu erblinden. Auch sein Körper verfiel zusehends: Er magerte ab, Brust und Schultern sackten zusammen, seine Oberarme glichen denen eines kraftlosen Greises. Als ihn zwei Professoren der Montana State University ansprachen, um ihn für eine Literaturvorlesung einzuladen, waren sie entsetzt: »Er bewegte sich nur noch tastend voran wie ein Mann hohen Alters. Unser stärkster Eindruck war der seiner Gebrechlichkeit. Er sprach in vereinzelten Wortbrocken, kaum jemals in Sätzen.«

Für Hemingways Frau Mary und seinen langjährigen Hausarzt Dr. George Saviers stand fest: Es musste etwas geschehen. Sie schlugen dem Kranken den Aufenthalt in einer Klinik vor. Und so stand am 30. November 1960 ein großer, weißbärtiger Mann namens George Saviers an der Rezeption der Mayo-Klinik in Rochester – Hemingway hatte den Namen seines Arztes als Pseudonym gewählt, damit niemand etwas von seinem Krankenhausaufenthalt erfahren sollte.

Seine inneren Organe, etwa die Fettleber, behandelte ein Internist namens Dr. Hugh Butt, um seine Psyche kümmerte sich Dr. Howard Rome. Der tat zunächst etwas durchaus Sinnvolles, indem er seinen Patienten darauf aufmerksam machte, dass seine Depressionen vermutlich mit seinem Reserpin-Konsum zusammenhingen – und dass Reserpin und Ritalin sich zu einem verhängnisvollen Chemiecocktail entwickeln könnten. Eine schärfere Kontrolle von Hemingways Arzneimittelkonsum wurde jedoch nicht eingeleitet. Stattdessen gab es Elektroschocks. Der ohnehin schon von zahlreichen Kriegserlebnissen und Unfällen traumatisierte

Schriftsteller wurde festgezurrt, um ihn unter Strom setzen zu können. Auf seine Schläfen kamen Elektroden, deren Leitfähigkeit mit einem Gel erhöht wurde; ein Gummiknebel im Mund sollte verhindern, dass er sich in die Zunge biss. Und all das passierte mehrmals in der Woche.

Solche Methoden klingen eher nach Folter als nach Therapie – doch vor übereilten Schlüssen sei gewarnt. Denn die Elektrokrampftherapie (so lautet tatsächlich der medizinisch korrekte Terminus) erfreut sich mittlerweile wieder zunehmender Beliebtheit, weil sie die Ausschüttung von Hirnbotenstoffen anregt und dadurch tatsächlich bei schweren Depressionen helfen kann. Doch damals, in den frühen Sechzigern, hatte man kaum Erfahrung mit ihr, außerdem arbeitete man noch mit zwei Elektroden am Kopf, während heute nur noch eine üblich ist.

In jedem Fall verfehlten die Stromschläge bei Hemingway ihre Wirkung total. Er hatte nach wie vor Wahnvorstellungen, und zusätzlich verließ ihn noch sein Gedächtnis. Einem Besucher berichtete er: »Diese Schockdoktoren verstehen nichts von Schriftstellern, von Reue und Zerknirschung, sie ahnen nicht, was sie mir antun. Was hat es denn für einen Zweck, mir den Kopf zu ruinieren, mein Gedächtnis auszutilgen, das mein Kapital ist?« Und dann fügt er noch spöttisch hinzu: »Die Kur war brillant, aber der Patient ist tot. Eine üble Geschichte.«

Rome und die anderen Ärzte waren hingegen überzeugt, dass ihre Behandlung anschlug. Am 22. Januar entließen sie den Schriftsteller aus ihrer Klinik. Seine Frau Mary empfand eine Mischung aus Freude und Fassungslosigkeit. Sie befürchtete mittlerweile, »selbst nicht mehr zwischen Realität und Fiktion unterscheiden zu können«. Keiner der Ärzte ahnte, wie sehr Hemingway seine Frau mit in den psychischen Untergang zog. Aber der Aspekt, dass gerade bei psychischen Störungen der Partner des Patienten extrem mitleidet, wird selbst heute noch oft vernachlässigt.

Am 23. April 1961 ertappte Mary ihren Mann dabei, wie er mit einer Flinte und zwei Patronen herumspielte – und im Gewehrständer lag ein Brief, an sie adressiert. Es gelang ihr, Ernest so lange in ein Gespräch zu verwickeln, bis Dr. Saviers kam und die Situation entschärfen konnte. Zwei Tage später ging es für Hemingway zurück nach Rochester. Auf dem Flug dorthin verließ er bei einer Zwischenlandung das Flugzeug, um sich vor eine startende Maschine zu stellen. Der Pilot konnte gerade noch abbremsen.

In der Mayo-Klinik machte man einfach dort weiter, wo man vorher aufgehört hatte: bei den Elektroschocks. In einer Gefechtspause diskutierten Rome und Hemingway ganz offen über den Selbstmord. Der Patient gab seinem Arzt zu verstehen, dass er keine Chance habe, seinen Suizid zu verhindern: »Ich brauche kein Gewehr, wenn ich irgendwo eine Glasscherbe abbrechen oder aus einem Gürtel eine Schlinge machen kann.« Immerhin versprach Hemingway, sich nicht auf dem Klinikgelände umzubringen. Rome nickte zufrieden – und die beiden Männer reichten sich die Hände.

Am 26. Mai wurde Hemingway abermals entlassen. Als Mary ihn abholte, grinste er »wie eine Cheshire-Katze«. Die Frau, die seit siebzehn Jahren mit ihm verheiratet war, wusste, dass sie nicht mehr die Kraft haben würde, ihn unter Kontrolle zu halten. Nur wenige Wochen später, am frühen Morgen des 2. Juli 1961, schoss er sich mit einer doppelläufigen Flinte in den Kopf. Es dauerte fast den halben Tag, bis Mary den Ortspolizisten holte – und ihm diktierte, dass sich ihr Mann versehentlich beim Gewehrreinigen getötet hätte. Fünf Jahre lang hielt sie an dieser Version fest. Erst im September 1966 gab sie öffentlich seinen Selbstmord bekannt: »Ich weigerte mich lange, es zuzugeben. Ich glaube, es hatte etwas mit Selbstverteidigung zu tun.«

Alle Ärzte zu Kennedy, bitte!

Sein Atem ging langsam und ohne Rhythmus, seine Haut war bläulich verfärbt, seine Augen standen weit offen, doch die Pupillen zeigten keine Reaktion auf Licht. Dr. Malcolm Perry und Dr. Charles Carrico wussten, dass ihr Präsident kaum noch Überlebenschancen hatte. Sie setzten einen Luftröhrenschnitt und verabreichten ihm Cortison, außerdem begannen sie mit Herzmassage und künstlicher Beatmung. Doch aus dem Einschussloch an der rechten Kopfseite floss schon kein Blut mehr, wahrscheinlich, weil sich kaum noch welches im Körper befand. Und wenig später war es vorbei: John F. Kennedy, Präsident der USA, war tot. Es war der 22. November 1963.

Schon wenige Stunden nach dem Attentat wurde Kennedy obduziert. Das Ergebnis: Der Präsident starb an zwei Gewehrkugeln im Hirn. Das überrascht nach einem Attentat mit einem Gewehr nicht wirklich. Überraschender ist da schon, dass die Obduktion von Ärzten durchgeführt wurde, die keine Erfahrung auf diesem Gebiet hatten. Sie fokussierten ihren Blick auf das Gehirn, andere Organe wurden nur wenig bis gar nicht beachtet. Wir erfahren nichts über die kranken Nebennieren des Präsidenten und nichts über seine kaputte, mehrfach operierte Wirbelsäule. Ein echtes Versäumnis, das selbst für eine stümperhafte Obduktion ungewöhnlich ist. Haben die Ärzte diese Organe wirklich übersehen – oder aber vorsätzlich ignoriert? Und wenn Letzteres zutrifft, wer hat ihnen den Auftrag dazu gegeben? Wir wissen es nicht. Aber Kennedys Tod gehört bekanntlich ohnehin zu den merkwürdigsten Ereignissen der Weltgeschichte. Genauso merkwürdig allerdings waren sein Leben, seine Krankheiten – und seine vielen Ärzte.

Schon in seiner Jugend musste John erleben, dass Ärzte die Macht hatten, ein Leben zu retten – oder aber es zu ruinieren. Wie etwa bei seiner jüngeren Schwester Rosemary, die 1918 mitten in eine Grippewelle hineingeboren wurde. Aufgrund ärztlicher Hilfe überlebte sie zwar ihre Geburt, doch danach blieb sie in ihrer geistigen und körperlichen Entwicklung zurück. Mit fünf Jahren konnte sie sich noch immer nicht selbst anziehen und auch nicht ohne Hilfe essen. Doch sie lernte, zumindest mit den trivialen Anforderungen des Alltags zurechtzukommen – und wuchs zu einer lebenslustigen und schönen Frau heran.

Als sie jedoch einundzwanzig Jahre alt war, wurde sie zusehends aggressiver, vermutlich, weil sie sah, dass sie geistig nicht mit ihren Geschwistern mithalten konnte. Sie bekam heftige Wutausbrüche und schlug ihr Pflegepersonal. Vater Joseph befürchtete außerdem, dass die hübsche, aber naive Rosemary ungewollt schwanger werden könnte. Also brachte er seine Tochter zu einem Hirnchirurgen, der eine Präfontal-Lobotomie durchführen ließ: eine neurochirurgische Operation, bei der gezielt Nervenbahnen im Gehirn ausgeschaltet werden. Bei Rosemary sollte sie vor allem das Triebleben bändigen. Doch der Eingriff endete in einer Katastrophe. Die junge Frau war danach nicht mehr wiederzuerkennen: Sie entwickelte schwere Persönlichkeitsstörungen, wurde inkontinent und musste zeitweise im Rollstuhl fahren. Ihr Vater verfrachtete sie daraufhin in ein Kloster. Ihre Existenz wurde schamhaft verschwiegen – denn ein geistig behindertes Familienmitglied konnte für die politisch ambitionierten Kennedys zu einem Stolperstein werden. Auch John bekannte sich erst 1960 öffentlich zu Rosemary. Wenigstens war ihr aber noch ein langes Leben beschieden. Sie starb erst am 7. Januar 2005 im Alter von sechsundachtzig Jahren.

Ihr älterer Bruder John war in Kindheit und Jugend gesundheitlich ebenfalls nicht auf Rosen gebettet. Immer wieder wurde er von Schmerzen und Krämpfen im Unterleib geplagt, die nicht selten einen Krankenhausaufenthalt nötig machten. 1934 musste er einen ganzen Monat in der Mayo-Klink in Minnesota verbringen und Darmuntersuchungen an sich vornehmen lassen, die dem Siebzehnjährigen überaus peinlich gewesen sein mussten. Die Ärzte vermuteten anfangs ein Darmgeschwür, wechselten aber später in der Diagnose auf »spastische Kolitis«. Beides sollte sich als falsch herausstellen.

Ende 1935 lag Kennedy, mittlerweile Student, für längere Zeit in der Peter-Bent-Brigham-Klinik in Boston. Auch hier pendelten die Ärzte in ihren Diagnosen hin und her. Gleichwohl verordneten sie einfach schon mal den bekannten Entzündungshemmer Cortison. Daraufhin verschlechterte sich rasch das Blutbild des Patienten. Kennedy schwante jetzt, dass seine Ärzte im Trüben fischten und seinen Körper zum Übungsfeld für therapeutische Blindflüge missbrauchten: »Gestern einen Blick auf meine Karte geworfen«, schrieb er an seinen Freund Lem Billings. »Konnte sehen, dass sie nicht mehr weiterwissen und meine Sarggrööße ausmessen.«

Seine Todesahnungen kompensierte Kennedy mit schier ungezügeltem Sex. Kaum eine Frau war noch vor ihm sicher, sogar in der Badewanne des Krankenhauses passierte es. Und dem charmanten Studenten gelang es auch immer wieder, willige »Opfer« für seine Triebbefriedigung zu bekommen.

Gesundheitlich machte er jedoch keine Fortschritte. 1938 ging er wieder zu Untersuchungen in die Mayo-Klinik, die fast so etwas wie sein zweites Zuhause wurde. Er bekam Bluttransfusionen, hochdosierte B-Vitamine und Neoprontosil, einen Textilfarbstoff, den man auch als Antibiotikum nutzen kann. All das half – nichts. Kennedy bekam stattdessen sogar noch eine Grippe. Trotzdem schaffte er es irgendwie, sein Studium fortzusetzen und weiterhin reichlich Sex zu haben.

Ende 1939 hielt Kennedy sich erneut in der Mayo-Klinik auf. Diesmal bekam er Injektionen mit Leberextrakt sowie Schilddrüsenhormone und abermals Cortison. Seine Beschwerden hielten an, und er wurde immer dünner. Ab 1940 gesellten sich noch starke Rückenschmerzen hinzu. Später fanden Chirurgen bei einer Operation »etwas anomal weiches Material zwischen den Bandscheiben« – ein klarer Hinweis auf Osteoporose, die vermutlich durch das Cortison und die anderen Hormone ausgelöst worden war. Kennedy war noch nicht einmal dreißig Jahre alt und litt schon unter dem typischen Knochenschwund eines Greises. Er sollte zeit seines Lebens große Rückenprobleme haben.

Trotz aller Krankheiten gelang es Kennedy, sich in den Militärdienst einzuschmuggeln. Er verschwieg einfach seine gesundheitlichen Probleme und kam schließlich sogar zu einem Spezialprogramm der Marine, das enorme körperliche Herausforderungen an ihn stellte. Ein Kojennachbar erzählte später: »Er hatte Schmerzen … Ich kann mich nicht daran erinnern, dass er mal keine Schmerzen hatte.« Im August 1943 kämpfte Kennedy im Pazifik gegen die Japaner. Er befehligte ein Schnellboot, das jedoch schon bald versenkt wurde. Zwei Mitglieder seiner Crew starben, Kennedy selbst wurde an seinem ohnehin schon maroden Rücken verletzt. Trotzdem zog er schwimmend einen verwundeten Kameraden zu einer fünf Kilometer entfernten Insel – sie wurde später *Kennedy Island* genannt.

Als Kennedy vom Krieg zurückkehrte, war er ein gesundheitliches Wrack. Er war völlig abgemagert, klagte sowohl über Unterleibskrämpfe als auch heftige Rückenschmerzen und konnte sich kaum auf den Beinen halten. Die Militärärzte stritten, ob dies nur die Folgen des Krieges waren oder ob der junge Offizier schon vor seiner Einberufung so krank gewesen war. Für Kennedy waren das keine angenehmen Diskussionen, denn er wusste ja, dass er bei seiner Einberufung geschummelt hatte, als es um die Beschreibung seines Gesundheitszustandes ging.

Im Juni 1944 wurde er am Rücken operiert. Zwei Wochen später bekam er solch heftige Krämpfe in der Rückenmuskulatur, dass man ihm starke Betäubungsmittel verabreichte. Auch die Unterleibsschmerzen verschlimmerten sich, und gegen die gab es Kodein. Sein extrem hagerer Körper wurde also von immer größeren Mengen starker Drogen manipuliert, ohne dass etwas gegen die Ursachen seiner Beschwerden unternommen wurde. Kennedy wurde schließlich für dienstuntauglich erklärt – und er selber hatte inzwischen genug von den Ärzten: »Habe zwei Operationen hinter mir, und sie wollen schon wieder ran ... Vielleicht hätte der Doc doch noch ein anderes Buch lesen sollen, bevor er zur Säge griff.«

Nach dem Krieg arbeitete Kennedy zunächst als Zeitungskorrespondent im Ausland. 1947, bei einem Aufenthalt in England, sackte sein Blutdruck dramatisch in den Keller, und er wurde von akuter Übelkeit heimgesucht. Er kam in eine Londoner Klinik – und dort wurde endlich festgestellt, woran der Dauerpatient wirklich litt: nämlich an Morbus Addison. All seine Beschwerden, die früheren genauso wie die aktuellen, stammten also ursächlich weder von einem Geschwür noch von einer Entzündung am Darm, sondern wurden durch ein Versagen der Nebennierenrinde mit entsprechenden Defiziten in der Hormonproduktion (vor allem von Cortisol und Aldosteron) ausgelöst. Schwere Magen- und Darmprobleme gehören zu den typischen Symptomen dieser seltenen Erkrankung, ebenso wie Immunschwäche, eine Braunfärbung der Haut und – im fortgeschrittenen Stadium – Zusammenbrüche des Herz-Kreislauf-Systems. Auch Eunice, Johns zweite jüngere Schwester, litt an Morbus Addison, es könnte also sein, dass die Krankheit im Erbgut der Kennedys angelegt war. Möglicherweise wurde sie aber auch durch die Unmengen an Cortison ausgelöst, die der spätere US-Präsident in seiner Jugend erhalten hatte. Denn wenn man dem Körper permanent Hormone zuführt, fährt er bekanntlich die eigene Hormonproduktion herunter.

Als Behandlung erhielt Kennedy Hormonsubstitutionen, und zwar auf zwei Wegen: einerseits – zum Ausgleich des Aldosterondefizits – ein Hormonkügelchen, das unter die Haut gelegt und alle drei Monate erneuert wurde, und andererseits ein Cortison-Präparat, von dem er täglich mehrere Tabletten einnehmen musste. Der Patient erhielt also genau jenes Mittel als Therapie für seine Probleme, das ihm vermutlich diese Probleme erst eingebrockt hatte. Allerdings existiert bis heute keine andere Möglichkeit zur Behandlung von Morbus Addison.

Kennedy bekam die Krankheit zunächst in den Griff, zumindest verschlimmerte sie sich erst einmal nicht. Ende 1952 wurde er Senator von Massachusetts. Doch die Rückenschmerzen peinigten ihn immer heftiger. Er konnte sich nicht mehr bücken, um die Strümpfe an- oder auszuziehen, auf Treppen bewegte er sich nur noch seitwärts. Im Jahre 1954 zeigte eine Röntgenuntersuchung, dass sein fünfter Lendenwirbel praktisch nicht mehr existierte – er war unter dem Feuer der Cortisonpräparate regelrecht zusammengeschmolzen.

Kennedy und seine Ärzte entschlossen sich zu einer Operation, obwohl sie wussten, dass so etwas bei einem immunschwachen Addison-Patienten ein hohes Risiko bedeutete. Am 21. Oktober war es so weit: Man verband sein Kreuzbein per Metallplatte mit dem Darmbein und dem untersten Lendenwirbel. Nur wenige Tage später kam es zu einer Harnleiterinfektion, die den Patienten fast das Leben kostete. Er fiel ins Koma, und man holte schon einen Priester für die Letzte Ölung. Doch Kennedy überlebte, und es gab nicht wenige, die das für ein Wunder hielten. Doch in Ruhe erholen konnte er sich nicht. Noch einmal musste er unters Messer, weil die Ärzte fürchteten, dass die Infektion auf die Metallplatte übergegriffen hätte.

Es dauerte nach der ersten Operation insgesamt über sechs Monate, bis der Senator wieder aktiv in die Politik zurückkehren konnte. Doch seiner Karriere hatte das keinesfalls geschadet. Im Gegenteil: Kennedy hatte nun in der Öffentlichkeit den Ruf des Unbesiegbaren. Weltkrieg, Krankheit, Fehldiagnosen – all das hatte ihn nicht umbringen können. Wer könnte besser geeignet sein, um Präsident der USA zu werden?

Die Rückenschmerzen wurden allerdings nicht besser, trotz der Operationen. Erst die New Yorker Ärztin Dr. Janet Travell sorgte mit alternativen Methoden für etwas Linderung. Sie injizierte winzige Mengen des Lokalanästhetikums Novocain in die verspannten Rückenmuskeln, in Kennedys linken Schuh wurde eine Einlage installiert, um seinen Beckenschiefstand zu korrigieren. Außerdem forderte Travell ihren Patienten auf, möglichst oft im Schaukelstuhl zu sitzen, um die Wirbelsäule zu entlasten. Ihre ebenso einfachen wie risikoarmen Maßnahmen wirkten: Kennedys Rücken ging es besser. Er war begeistert. Als er am 20. Januar 1961 ins Weiße Haus einzog, nahm er Travell als Hausärztin mit.

Doch auch Dr. Travell konnte nicht verhindern, dass die Nebenwirkungen der Addison-Behandlung immer mehr durchschlugen. Das Cortison schwemmte Kennedys Körper auf und zog weiterhin Knochensubstanz aus seinem Skelett. Hinzu kam, dass die fürsorgliche Ärztin mit ihren Entlastungsstrategien, zu denen neben dem Schaukelstuhl und den Einlagen auch ein Stützkorsett gehörte, zu weit ging. Die Folge war, dass sich die Muskulatur des Patienten zurückbildete und als natürliche Skelettstütze mehr und mehr ausfiel. Kennedys Rückenschmerzen verschlimmerten sich wieder. Der mittlerweile mächtigste Mann der Welt war schließlich so verzweifelt, dass er die Hilfe von Dr. Max Jacobsen in Anspruch nahm, einem New Yorker Arzt, den seine Patienten »Dr. Feelgood« oder »Miracle Max« nannten, weil er hemmungslos aufputschende Amphetamine verabreichte und sie ebenso hemmungslos mit Schmerzmitteln kombinierte.

Als der Präsident im Mai 1961 mit der »Airforce One« nach Frankreich flog, wurde er wie immer begleitet von Dr. Travell – doch sie war nicht seine einzige medizinische Begleitung. In der Maschine saß nun auch noch Dr. Jacobsen, unter all den Beratern, Leibwächtern und Journalisten fiel er nicht weiter auf. Er versorgte Kennedy während der Reise diskret mit »Pep pills« und aufputschenden Spritzen, ohne dass Dr. Travell etwas davon merkte – ein Prozedere, das an das Treffen eines Dealers mit einem Junkie auf der Bahnhofstoilette erinnert. Als man den Präsidenten später auf das Risiko dieser eigentümlichen »Behandlungsmethoden« ansprach, gab er nur barsch zurück: »Und wenn es Pferdepisse ist! Hauptsache, es hilft.« Er verdrängte, dass Pferdeurin sicherlich ungefährlicher gewesen wäre als das, was Jacobsen ihm gab. Dem umtriebigen Dr. Feelgood wurde später, zwölf Jahre nach Kennedys Tod, die Zulassung entzogen. Einer seiner Patienten war an einer Überdosis Amphetamine gestorben.

Historiker gehen heute davon aus, dass Kennedy in seiner kurzen Zeit als Präsident Dutzende von Medikamenten in hoher Dosierung konsumierte. Kein Arzt hatte dabei den Überblick, und keiner hatte auch nur eine Ahnung, wie sich die einzelnen Mittel gegenseitig beeinflussten. Der Kennedy-Biograph Richard Reeves berichtet: »Die Ärzte kamen und gingen. In seiner lebenslangen Leidensgeschichte war Kennedys Verhalten gegenüber den Ärzten nicht weniger promiskuitiv als sein Umgang mit Frauen.« Es gab allerdings auch keinen Arzt, der den Mut und die Einsicht gehabt hätte, den promiskuitiven Patienten vor den Folgen seines Doktor-Hoppings zu warnen.

Unter den verabreichten Arzneimitteln waren neben Amphetaminen und Schmerzmitteln auch andere pharmazeutische »Hämmer« wie Lomotil gegen Durchfall, Transentin zur Anregung der Nebennierenrinde, Barbiturate gegen Schlaflosigkeit, das Epilepsie-Mittel Phenobarbital, das Männerhormon Testosteron und eine Opium-Kampfer-Tinktur. Darüber hinaus gab es immer wieder Penicillin und andere Antibiotika gegen die wiederkehrenden Infektionen. Kennedys Körper, vor allem seine Leber, verwandelte sich zusehends in ein chemisches Giftlabor, was auch an seinen steigenden Cholesterinwerten sichtbar wurde. Über die Auswirkungen der vielen Drogen auf sein Denken wird unter Medizinhistorikern mehr spekuliert als wirklich gewusst, doch der Präsident kann eigentlich nicht fortwährend bei klarem Bewusstsein gewesen sein.

Nichtsdestoweniger ging seine nicht einmal drei Jahre währende Regierungszeit in die Geschichte ein. Und er starb auch nicht an seinen Medikamenten oder Krankheiten, sondern an zwei Gewehrkugeln. Allerdings setzten diese auch nur um, was Kennedy aufgrund seiner Erfahrung mit seinem Gesundheitszustand und seinen Ärzten ohnehin schon ahnte: dass sein Leben relativ kurz sein würde.

Dr. Nick hat alles unter Kontrolle – und Elvis stirbt im Medikamentenhagel

Kennen Sie Racquetball? Nur wenige Menschen kennen diesen Sport, der irgendwo zwischen Tennis und Squash anzusiedeln ist. Der Deutsche Racquetball Verband spricht zwar von 30 Millionen aktiven Spielern weltweit, doch das muss man nicht unbedingt glauben. Als Elvis Presley jedenfalls in den kühlen Winternächten 1973 von seinem Arzt Dr. George Nichopoulos in das Spiel mit dem Hohlgummiball eingewiesen wurde, stellte er sich an wie ein blutiger Anfänger. Doch es machte ihm Spaß und lenkte ihn ab von seinen psychischen Problemen, ließ ihn wenigstens für eine Weile nicht nach Medikamenten greifen. Für die Menschen aus Elvis' Umgebung stand fest: »Dr. Nick«

hatte sich mal wieder was Neues einfallen lassen, um seinem prominenten Patienten zu helfen.

Möglicherweise dachte Nichopoulos in diesem Moment aber auch schon einen Schritt weiter. Denn einige Jahre später würde er Elvis in eine Geschäftsidee verwickeln. Der King, so der Plan, sollte – gegen eine Unternehmensbeteiligung von fünfundzwanzig Prozent – seinen Namen für eine Kette von Racquetball-Plätzen zur Verfügung stellen. Klingt nach einem lohnenden Geschäft, für das man nicht arbeiten muss. Später stellte sich jedoch heraus, dass Elvis auch in das Projekt investieren und sogar für mögliche Schulden haften sollte. Der Rock 'n' Roller tobte, und Nichopoulos erklärte seinen Geschäftspartnern die Wutanfälle mit den zahlreichen Medikamenten, die sein Patient einnehmen musste. Das klingt nicht mehr unbedingt nach dem selbstlosen Arzt, der mit seinem Patienten zu therapeutischen Zwecken auf der Wiese tobt, sondern nach einem gerissenen Geschäftsmann, der mit allen Wassern gewaschen ist. Wie auch immer, der Deal war nicht mehr zu retten, das Geschäft platzte. Und es war nicht der einzige Punkt, an dem die Person des Dr. Nichopoulos für Verunsicherung sorgte.

Das erste Mal begegnete er Elvis am 26. Februar 1967. Der Entertainer fühlte sich erschöpft und ausgelaugt, außerdem hatte er von seinen letzten Reitausflügen ein paar Wunden am Gesäß behalten. Nichts Schlimmes, aber es standen TV-Arbeiten bevor, bei denen er fit sein sollte. Also holte man einen Arzt. Und weil der reguläre Hausarzt nicht zu erreichen war, stand eben »Dr. Nick«, wie der Sohn griechischer Einwanderer schon bald von Elvis und seiner Umgebung genannt wurde, in den Räumen der Graceland-Ranch. Ein freundlicher Mann mit feinen Manieren und zurückhaltendem Auftreten, ausgesprochen gut aussehend, nicht nur wegen seines markanten Hellenen-Schädels und seiner athletischen Figur, sondern auch wegen seiner weißen Haartolle, die in reizvollem Gegensatz zu seinem jugendlichen Habitus stand. Zu seinen hervorstechendsten Eigenschaften gehörte aber, dass er zuhören konnte. Und das war der eigentliche Balsam für Elvis' Wunden.

»In jener Nacht schien er irgendwie niedergeschlagen und einsam zu sein«, berichtete Nichopoulos später. »Selbst mit all den Leuten, die dort draußen waren, blieb er für mich irgendwie ein einsamer Mensch. Es schien, als hätten sie nichts Neues, worüber sie sich unterhalten könnten; alles war ein alter Hut.« Gegen die Sattelwunden gab es eine Salbe – mehr nicht. Ansonsten wurde geredet. Auch über medizinische Themen, denn daran war der Sänger überaus interessiert. Und weil Dr. Nick eben kein besserwisserischer Akademiker, sondern ein guter Zuhörer war, fühlte sich Elvis von ihm verstanden und ernst genommen. Ihr erster Termin dauerte fast eine Stunde, und als der Arzt nach

Hause fahren wollte, wurde er von dem redebedürftigen Sänger zurückgeholt – insgesamt drei Mal.

Nichopoulos war zwar von dem Spielchen ziemlich entnervt, doch er machte mit. Es war der Beginn eines Arzt-Patienten-Verhältnisses, das in seiner Tragik und Exzessivität nicht nur in der Geschichte des Rock ’n’ Roll seinesgleichen sucht.

Schon bei ihrem ersten Termin wurde deutlich, dass Dr. Nick und Elvis auf wundersame Weise zueinanderpassten. Der eine war einsam, neurotisch, psychisch angeschlagen und brauchte Hilfe, der andere stand hingegen positiv im Leben und wollte, egal wie, seinem Patienten helfen – wobei es natürlich auch eine Rolle spielte, dass dieser Patient seinerzeit zu den absoluten Superstars zählte. Dr. Nick wurde zum festen Bestandteil des Presley-Trosses und war auch bei den anstrengenden Konzertreisen dabei. Und sein Patient zahlte gut. Neben dem ohnehin stattlichen Honorar gab es diverse Extras, wie etwa einen Kredit über 200 000 Dollar, und auch die Ärzte, die Dr. Nichopoulos in dessen Praxis vertraten, wenn er für Elvis unterwegs war, wurden aus dem Budget des Sängers bezahlt. Zum Heiligabend 1970 bekam Dr. Nick einen großen Mercedes geschenkt.

Etwa ein Jahr später erkrankte Elvis an einer akuten Entzündung der mittleren Augenhaut, einer Uveitis. Dr. Nick holte einen Augenspezialisten, der intravenös sofort 100 Milligramm Pethidin und dann noch – di-

rekt in den Augapfel – eine hohe Dosis Cortison injizierte. Der »King« erzählte später immer wieder davon,
wie heldenhaft er den Einstich ins Auge »direkt und
ohne Betäubung« wegsteckte. Was allerdings so nicht
stimmte. Denn zum Zeitpunkt des Eingriffs wird Elvis
wohl ziemlich high gewesen sein, denn Pethidin, das
andere ihm verabreichte Mittel, ist ein ausgesprochen
starkes Opioid, und die 100 Milligramm dürften ausgereicht haben, ihn ins Nirwana der Seligkeit zu schicken.
Ein starkes Schmerzmittel in dieser Dosierung muss
man bei einer Augenentzündung, bei der meistens cor-
tisonhaltige Salben und ein paar Tropfen zur Pupillener-
weiterung ausreichen, als völlig überzogen betrachten.

Doch Elvis fühlte sich nach der Doppelinjektion mit
den pharmazeutischen Schwerstgeschützen ausgesprochen gut, er verschwendete keinen Gedanken an mögliche Nebenwirkungen. Im Gegenteil: In ihm wuchs
mehr und mehr die Überzeugung, dass Dr. Nick und
seine Kollegen für jedes Problem eine probate und
schnelle Lösung hatten und dass Pethidin eine dieser
Lösungen war. Der mittlerweile sechsunddreißigjäh-
rige Rock 'n' Roller avancierte zum arzneimittelabhän-
gigen Dauerpatienten, mit einer ebenso unkritischen
wie infantilen Abhängigkeit von seinen Ärzten. Und
die unternahmen wiederum nichts, um diese unheil-
volle Entwicklung zu stoppen. Im Gegenteil.

Pethidin wurde zur Standarddroge von Elvis. Weil
er aber befürchtete, dass Dr. Nick eine Daueranwen-

dung mit diesem Morphium-Verwandten nicht gutheißen würde, besorgte er es sich bei einem Arzt in Kalifornien selbst. Fast täglich ließ er sich eine kräftige Pethidin-Dosis spritzen.

Am 15. Oktober 1973, fünf Tage nach seiner Scheidung von Priscilla, kam der Sänger in komaähnlichem Zustand in ein Hospital, sein Körper übersät mit den blauen und schwarzen Malen der zahllosen Injektionen. Er hatte aber wohl auch noch diverse Schlafmittel eingenommen, die man später auf seiner Ranch in Memphis fand.

Elvis erholte sich von dem Zusammenbruch. Er litt zwar unter Fettleber und Darmverschluss, doch er überlebte. Nichopoulos bemühte sich daraufhin, ihn clean zu bekommen. Er holte sich den Rat von Suchtexperten, doch seine Maßnahmen reichten nicht weit genug. Fest davon überzeugt, dass er Elvis nicht komplett entwöhnen konnte, setzte er den Süchtigen auf »Ersatzdrogen« wie Valmid, Valium, Placidyl und Hycodan. Jedes einzelne dieser Mittel hatte eine lange Liste von Nebenwirkungen, und jedes einzelne konnte ähnlich abhängig machen wie Morphium. Doch der Arzt wollte nur minimale Dosierungen davon verabreichen und dadurch Elvis gleichzeitig den Radikalentzug und die verheerenden Wirkungen der Drogenabhängigkeit ersparen. Eine trügerische Hoffnung, wie sie normalerweise nur psychiatrische und medizinische Laien hegen.

Doch Nichopoulos glaubte schon bald, eine Entschärfung der Lage an der Drogenfront zu erkennen, so dass er sich um die dramatischen Appetit- und Übergewichtsprobleme seines Patienten zu kümmern begann. Denn der hatte mittlerweile eine maßlose Gier nach fetten und süßen Speisen entwickelt, die seine Körpermaße zu sprengen drohten. Dr. Nick kam freilich nicht der Gedanke, dass die Fressorgien mit der Drogensucht seines Patienten zusammenhängen könnten – und heftete stattdessen einen Speiseplan an den Kühlschrank der Graceland-Ranch. Darin wurden beispielsweise zwei pochierte Eier auf dünn bebuttertem Toast und ein Glas Orangensaft zum Frühstück empfohlen, alles Speisen, die Elvis nicht ausstehen konnte. Er machte daher bei der ersten Tagesmahlzeit weiter wie bisher, nämlich mit drei doppelten Cheeseburgern und einem halben Pfund Bratkartoffeln oder ähnlichen Kalorienbomben. Als Elvis wieder einmal in einer Klinik war, überredete er eine Krankenschwester dazu, ihm einen Pudding zu machen. Die Frau brachte ihm daraufhin eine Portion der Süßspeise, die für ein Dutzend Leute gereicht hätte – ihr Patient aß sie ganz alleine auf. »Es ist, als wollte man einen Elefanten auf Diät setzen«, klagte Nichopoulos.

Kurz vor einer Konzerttournee begab sich Elvis in eine Diätklinik, um sich einer Papayasaft-Kur zu unterziehen. Er litt sofort unter Schlaflosigkeit, weil ihm dort die üblichen Schlafmittel fehlten. Also versuchte er es mit Unmengen von Papayasaft. »Keine Sorge. Trinken Sie, so viel Sie wollen«, sagte der leitende Arzt. Als Elvis die Klinik verließ, hatte er sechs Kilogramm zugenommen.

Am 8. Januar 1975 titelte der *National Enquirer:* »Elvis ist vierzig – dick, depressiv und verängstigt«. Einige Monate später platzte dem Sänger bei einem Konzert die Hose, als er sich zu einem Fan herunterbeugte. Neben seinem Körperumfang gerieten seine Leber- und Cholesterinwerte, aber auch sein Drogenmissbrauch und seine Stimmungsschwankungen außer Kontrolle.

Nichopoulos änderte daraufhin seine Strategie. Elvis erhielt nun fünf Behandlungen am Tag, die Zusammensetzung der Medikamente wurde dem aktuellen Zustand des Patienten angepasst. Mit der Folge, dass Elvis seinem Arzt diverse Funktionsstörungen vorspielte, um an bestimmte Drogen zu kommen. Sein Bodyguard James Caughly bemerkte später dazu: »Der Boss erfand sehr überzeugende Symptome, um von dem Medikamentensegen so viel wie möglich abzubekommen.«

Ein Tag konnte dann bei Elvis wie folgt aussehen: Beim Aufstehen – Elvis erwachte in der Regel erst am Nachmittag – durfte er aus einer Reihe von Amphetaminen wählen, um auf Touren zu kommen. Ein bis zwei Stunden später bekam er eine Spritze mit Halotestin, einem Hormon zur Steigerung der Potenz, die bei Elvis aufgrund der vielen Schlaftabletten nicht mehr richtig funktionierte. Gleichzeitig gab es ein Mittel gegen die Schwindelgefühle, die sich bei der Einnahme des Hormons einstellten, sowie eine Vitamin-B_{12}-Injektion, weil man aufgrund der Verdauungsprobleme des Sängers einen Mangel dieses Vitamins befürchtete. Am Abend erhielt er – für das anstehende Konzert – erneut ein Amphetamin, sowie jeweils ein harn- und ein stuhltreibendes Mittel. Denn der Darm war durch die vielen Opioide praktisch lahmgelegt, und die Nieren standen durch all die Medikamente unter Stress. Eine Stunde vor dem Konzert erschien Elvis bei Dr. Nick, und dann erhielt er für gewöhnlich Codein und Coffein gegen seine Atemprobleme. Sie machten ihn noch zappeliger, als er aufgrund der Amphetamine ohnehin schon war – und gegen Codein hatte er zudem noch eine Allergie. Zum Ausgleich für all diese pharmazeutischen Aufputschkeulen gab es nach der Show ein Antidepressivum, etwas Inderal zur Senkung des Blutdrucks und ein Antihistamin zum Abschwellen der Atemwege. Nicht zu vergessen das Periactin gegen den Juckreiz, den die Kostüme bei Elvis auslösten. Vor der Bettruhe schließlich durfte er noch aus diversen Schlafmitteln auswählen. Später gab Nichopoulos zu: »All das war sehr aufwendig und verwirrend. Ich jonglierte mit den Medikamenten, um die schwächste Kombination zu finden, die es ihm ermöglichen würde, die Show durchzustehen und danach einzuschlafen.«

Zwischen 1975 und 1977 verordnete Dr. Nick über

18 000 Einheiten Amphetamine sowie Beruhigungs- und Betäubungsmittel. Außerdem bekam Elvis noch Medikamente von mindestens drei weiteren Ärzten: Dr. Elias Ghanem, einem Prominentenarzt in Las Vegas, Dr. Max Shapiro, einem mobilen Zahnarzt ohne Behandlungszimmer, und Dr. Lester Hofman, seinem Hauszahnarzt in Memphis. Der Musiker schluckte vermutlich allein in seinen letzten sieben Lebensmonaten über 5000 Tabletten. Er starb am 16. August 1977 im Alter von zweiundvierzig Jahren.

Später gelangte der Autopsiebericht durch eine Indiskretion an die Öffentlichkeit. Darin wurde als Todesursache »die multiple Einnahme von Medikamenten« aufgeführt. 1980 entzog die Ärztekammer Dr. Nichopoulos für drei Monate die Arbeitserlaubnis, weil er »unkritisch Aufputsch-, Entspannungs- und Schmerzmittel« verschrieben habe, und zwar nicht nur bei Elvis, sondern auch bei anderen prominenten Patienten wie etwa dessen Rock-'n'-Roll-Kollegen Jerry Lee Lewis. Die Staatsanwaltschaft leitete ein Verfahren gegen den Arzt ein, das aber mit einem Freispruch endete. Man konnte ihm kein Motiv nachweisen außer seinem Mitleid – und dem »Wunsch, die Einnahme und den Entzug der Drogen zu kontrollieren«.

Literaturverzeichnis

Accoce, Pierre/Pierre Rentchnick: Kranke machen Weltgeschichte. Düsseldorf: Econ 1978.

Alt, Peter-André: Franz Kafka. Der ewige Sohn. München: Beck 2005.

Alt, Peter-André: Schiller. Leben, Werk, Zeit. München: Beck 2004.

Arnold, Matthias: Vincent van Gogh. Werk und Wirkung. München: Kindler 1993.

Arnold, Wilfred: Vincent van Gogh. Ein Leben zwischen Kreativität und Krankheit. Basel/Boston/Ber-
lin: Birkhäuser 1993.

Bankl, Hans: Woran sie wirklich starben. Krankheiten
und Tod historischer Persönlichkeiten. Wien/Mün-
chen/Bern: Wilhelm Maudrich ⁵2005.

Bankl, Hans: Der Rest ist nicht Schweigen. Lebenswerk
und Lebensende bedeutender Menschen. Wien/Mün-
chen/Bern: Wilhelm Maudrich 1992.

Bastian, Till: Furchtbare Ärzte. Medizinische Verbrechen im Dritten Reich. München: Beck ³2001.

Dallek, Robert: John F. Kennedy. Ein unvollendetes Leben. Frankfurt a. M.: Fischer ²2007.

Förstl, Hans u. a.: Ludwig II. von Bayern – schizotype
Persönlichkeit und frontotemporale Degeneration?

In: Deutsche Medizinische Wochenschrift. Stuttgart 2007, Jg. 132, Heft 51/52.

Franken, Franz Hermann: Krankheit und Tod großer Komponisten. Baden-Baden/Köln/New York: Witzstrock 1979.

Franzen, Caspar: W. A. Mozart. Seine Krankheiten und sein Tod. In: Deutsche Medizinische Wochenschrift. Stuttgart 2006, Jg. 131, Heft 40.

Fuchs, Walther: Paul Klee und die Medizin. In: Schweizerische Ärztezeitung. Basel 2005, Heft 86.

Gilman, Sander: Kafka und Krankheit. In: Bettina von Jagow/Oliver Jahraus (Hrsg.): Kafka-Handbuch. Göttingen: Vandenhoeck & Ruprecht 2008, S. 114 ff.

Guralnick, Peter: Careless Love. Elvis Presley. Sein Niedergang 1958–1977. Berlin: Bosworth 2006.

Hauenstein, Evelyn: Ärzte im Dritten Reich. In: via medici. Stuttgart 2002, Heft 5; ebenso unter: www.thieme.de/viamedici/zeitschrift/heft0502/3_topartikel.html

Henri-Lévy, Bernard: American Vertigo. Auf der Suche nach der Seele Amerikas. Frankfurt a. M.: Campus 2007.

Irving, David: Die geheimen Bücher des Dr. Morell, Leibarzt Adolf Hitlers. München: Goldmann 1983.

Janz, Curt Paul: Friedrich Nietzsche. Biographie in drei Bänden. München/Wien: Carl Hanser ²1993.

Lange-Eichbaum, Wilhelm: Nietzsche. Krankheit und Wirkung. Hamburg: Anton Lettenbauer 1946.

Lerner, Barron H.: The illness and death of Eva Perón: cancer, politics, and secrecy. In: The Lancet. London/New York 2000, Vol. 355, No. 9219.

MacDonogh, Giles: The last Kaiser. The Life of Wilhelm II. New York: St. Martin's Press 2003.

Mackenzie, Morell: The Fatal Illness of Frederick the Noble. London: Keynes 1987 (Erstausgabe: London: S. Low, Marston, Searle & Rivington 1888).

Martin, Christopher: Ernest Hemingway. A Psychological Autopsy of a Suicide. In: Psychiatry: Interpersonal & Biological Processes. New York 2006, Vol. 69, No. 4.

Müller, Franz Carl: Die letzten Tage Ludwigs II. In: Süddeutsche Monatshefte. München/Leipzig 1929, Heft 11.

Neumayr, Anton: Krankheiten großer Diktatoren. Wiesbaden: Marix 2007.

Niermann, Ingo/Adriano Sack: Breites Wissen. Die seltsame Welt der Drogen und ihrer Nutzer. Frankfurt a. M.: Eichborn 2007.

Otte, Andreas/Konrad Wink: Kerners Krankheiten großer Musiker. Stuttgart: Schattauer ⁶2008.

Prinz, Alois: Auf der Schwelle zum Glück. Die Lebensgeschichte des Franz Kafka. Weinheim: Beltz & Gelberg 2005.

Reiter, Christian: Research on the Guevara Lock of Beethoven's Hair (2006–2007). In: Beethoven Journal. San José 2007, Vol. 22.

Reynolds, Michael: Hemingway. The final years. New York: Norton 2000.

Röhl, John C. G.: Wilhelm II. – Die Jugend des Kaisers. München: Beck ³2008.

Sax, Leonard: What was the cause of Nietzsche's dementia? In: Journal of Medical Biography. North Ryde (Australien) 2003, Vol. 11.

Schur, Max: Sigmund Freud. Leben und Sterben. Frankfurt a. M.: Suhrkamp ³2006.

Sponsel, Heinz: Über die Ärzte der Großen. Düsseldorf: Econ 1976.

Stevenson, Scott: Morell Mackenzie. The Story of a Victorian Tragedy. London: Heinemann 1946.

Suter, Hans: Paul Klee und seine Krankheit. Bern: Stämpfli 2006.

Theopold, Wilhelm: Schiller. Sein Leben und die Medizin im 18. Jahrhundert. Stuttgart: G. Fischer 1964.

Trevor-Roper, Hugh: Hitlers letzte Tage. Berlin: Ullstein 1985.

Vandenberg, Philipp: Die heimlichen Herrscher. Die Mächtigen und ihre Ärzte. Bergisch Gladbach: Bastei-Lübbe ²2000.

Venzmer, Gerhard: Macht und Ohnmacht der Großen. Schicksalskrankheiten der Weltgeschichte. München: Südwest 1970.

Wootton, David: Bad Medicine. Doctors Doing Harm since Hippocrates. Oxford/New York: Oxford University Press 2006.

Personenregister

Jörg Zittlau

Warum Robben kein Blau sehen und Elche ins Altersheim gehen

Pleiten und Pannen im Bauplan der Natur

ISBN 978-3-548-37222-8
www.ullstein-buchverlage.de

Wir leben keineswegs in der »besten aller Welten«, sondern in einer Welt voll unzulänglicher Wesen. Viele Tiergattungen haben skurrile Eigenarten entwickelt, die nicht gerade dazu dienen, ihr Überleben zu sichern. Da lieben Nattern Speisen, mit denen sie sich vergiften; Robben sind ausgerechnet für das Blau des Meeres farbenblind und Schwäne verlieben sich in Tretboote. Alle diese Arten sind trotz ihrer Handicaps der natürlichen Auslese entgangen und Jörg Zittlau erklärt uns, weshalb.

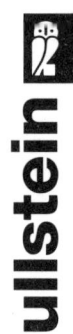